Zonas de Insuficiencia Cardíaca

INSUFICIENCIA CARDÍACA DIARIA — AUTOCUIDADO

- Tome TODOS sus medicamentos EXACTAMENTE como se los recetaron.
- Pésese CADA MAÑANA después de orinar y antes de desayunar. Mantenga un registro diario. Compárelo con su peso del día anterior.
- Limite el consumo de sodio (sal) a 3,000 mg o menos al día. No agregue sal en la mesa.
- Escoja artículos con un bajo contenido de sal si come por fuera. Evite las comidas rápidas.
- Si se lo recomiendan, restrinja la ingesta de líquidos a 2 cuartos (64 onzas) por día.
- Observe si se presenta hinchazón en sus pies, tobillos, piernas y estómago.
- Camine o haga una actividad física según se le indicó.
- Deje de fumar y evite o reduzca el consumo de alcohol.
- Evalúe su Zona de Insuficiencia Cardíaca y tome medidas ante cualquier señal de advertencia (zonas amarilla o roja).

ZONA VERDE — ¡ADELANTE!

Usted se siente bastante bien y no tiene ninguno de los siguientes:
- No siente dificultad para respirar
- No ha aumentado de peso en más de 2 a 3 libras en un día o 5 o más libras en una semana (o según le sea indicado__)
- No presenta hinchazón en los pies, tobillos, piernas o estómago
- No presenta distensión abdominal ni se siente "lleno" muy pronto cuando toma sus alimentos
- No siente dolor en el pecho
- Está haciendo sus actividades normales con la misma cantidad de fatiga

- Su meta es mantenerse en la zona verde.
- Continúe tomando sus medicamentos. Mantenga sus citas con su equipo de atención médica.
- Continúe con los autocuidados diarios para prevenir la insuficiencia cardíaca.

ZONA AMARILLA — ADVERTENCIAS

Usted se siente bastante bien y no tiene ninguno de los siguientes:
- Aumenta de peso 2 a 3 libras en un día o 5 libras o más en una semana (o según le sea indicado__)
- Dificultad para respirar cuando hace menos esfuerzo de lo normal
- Le resulta más difícil respirar cuando está acostado
- Necesita dormir sentado en una silla
- Se despierta por la noche sintiendo dificultad para respirar
- Presenta hinchazón en los pies, tobillos, piernas, manos y/o estómago
- Se siente más cansado / sin energía
- Le resulta más difícil realizar las actividades normales diarias
- Tiene una tos seca y persistente o tose más cuando está acostado
- Mareos
- Se siente intranquilo ("algo que no está del todo bien")
- Pérdida del apetito

ADVERTENCIA: Ponga atención a lo que su cuerpo está tratando de decirle. Informe a su equipo de atención médica sobre sus síntomas. Reporte cualquier consumo de alimentos altos en sodio (comidas rápidas o comer por fuera con mucha frecuencia)

NOMBRE: _____

TELÉFONO: _____

Si usted **ACTÚA AHORA**, es posible que pueda volver a la zona verde y evite una hospitalización o una visita a la sala de emergencias.

ZONA ROJA — PARE Y BUSQUE AYUDA

Síntomas de una falla cardíaca aguda que requieren ayuda de emergencia:
- Se tiene que esforzar para respirar. No siente alivio para respirar cuando reposa.
- Jadea o siente opresión en el pecho cuando reposa.
- Dolor en el pecho que no se calma o que es recurrente después de la Nitroglicerina.
- Se siente confundido o no puede pensar claramente.
- Sube rápidamente de peso.
- Aumentan los mareos o siente que está a punto de perder el conocimiento

- **¡LLAME AL 911 EN SEGUIDA!**
- Vaya a la Sala de Emergencias y solicite una evaluación y tratamiento
- Consulte siempre a su equipo de atención médica dentro de una semana después de una estadía en el hospital por insuficiencia cardíaca.

Notas

Continúan las investigaciones para encontrar maneras de:
- ayudar a que un corazón dañado se cure solo (terapia génica y/o inyecciones de células madre);
- envolver o remodelar las cámaras del corazón; y
- perfeccionar un dispositivo mecánico que sea totalmente implantable.

Guía para personas con

INSUFICIENCIA CARDÍACA

UN ÓRGANO DE BOMBEO MÁS FUERTE

por

Barbara J. Fletcher, RN, MN, FPCNA, FAHA, FAAN

Sandra B. Dunbar, RN, PhD, FPCNA, FAHA, FAAN

Julia Ann Purcell, RN, MN, FAAN (Author Emerita)

Más de 6.5 millones de estadounidenses padecen de insuficiencia cardíaca crónica. Cada año se agregan cerca de 2 millones más de casos. Este libro puede ayudarle a usted y a sus seres queridos a entender y manejar la insuficiencia cardíaca ... viviendo una vida más larga y plena. Usted aprenderá cómo:

› tomar los medicamentos exactamente como le fueron recetados

› pesarse diariamente para detectar la retención de líquidos

› evitar el consumo excesivo de sal

› observar si hay hinchazón en sus pies, tobillos, piernas, manos y/o estómago

› lograr un equilibrio entre el ejercicio y el descanso

› hacer trabajar menos a su corazón al no fumar y deshacerse del exceso de peso

› controlar cosas como la hipertensión, la diabetes, la obesidad, el apnea del sueño

Consulte el cuadro de zonas del corazón en la página a la izquierda para ver un resumen de las rutinas diarias de autocuidado de la insuficiencia cardíaca y cuándo obtener ayuda. Este libro no debe reemplazar las recomendaciones o el tratamiento de su equipo de atención médica.

Contenido

Zonas de insuficiencia cardíaca ....Cubierta Interior Delantera

Insuficiencia cardíaca 4

Cómo puede sentirse usted 5-8

Pruebas para detectar la insuficiencia cardíaca 9-10

**Información general sobre el tratamiento
de la insuficiencia cardíaca** 11-12

Pasos para vivir bien con insuficiencia cardíaca 13-22

Revisión de la insuficiencia cardíaca 23-25

**Medicamentos / procedimientos
para la insuficiencia cardíaca** 26-39

Algunas veces se necesitan otros procedimientos 40-43

   Marcapasos y/o desfibrilador 40-41

   Injerto de derivación de la arteria coronaria (IDAC) 41

   Dispositivo de asistencia ventricular (DAV) 42

   Trasplante de corazón 43

Causas de la insuficiencia cardíaca 44-49

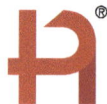

Ordene este libro en:

PRITCHETT & HULL ASSOCIATES, INC.
3440 OAKCLIFF RD NE STE 126
ATLANTA GA 30340-3006

o llame al número gratuito: **800-241-4925**

Derechos de autor © 2025

por Pritchett & Hull Associates, Inc.
Todos los derechos reservados.
Ninguna parte de este libro
puede ser fotocopiada, reimpresa
o reproducida de otra manera
sin el permiso por escrito de
Pritchett & Hull Associates, Inc.

El propósito de este libro es
solamente ayudarle a aprender,
y no debe usarse para reemplazar
ninguno de los consejos o
tratamientos de su médico.

Publicado y distribuido por:
Pritchett & Hull Associates, Inc.

Impreso en los Estados Unidos

Traducido por:
Daniel G. Saavedra
Linguist, Interpreter and
Certified Translator

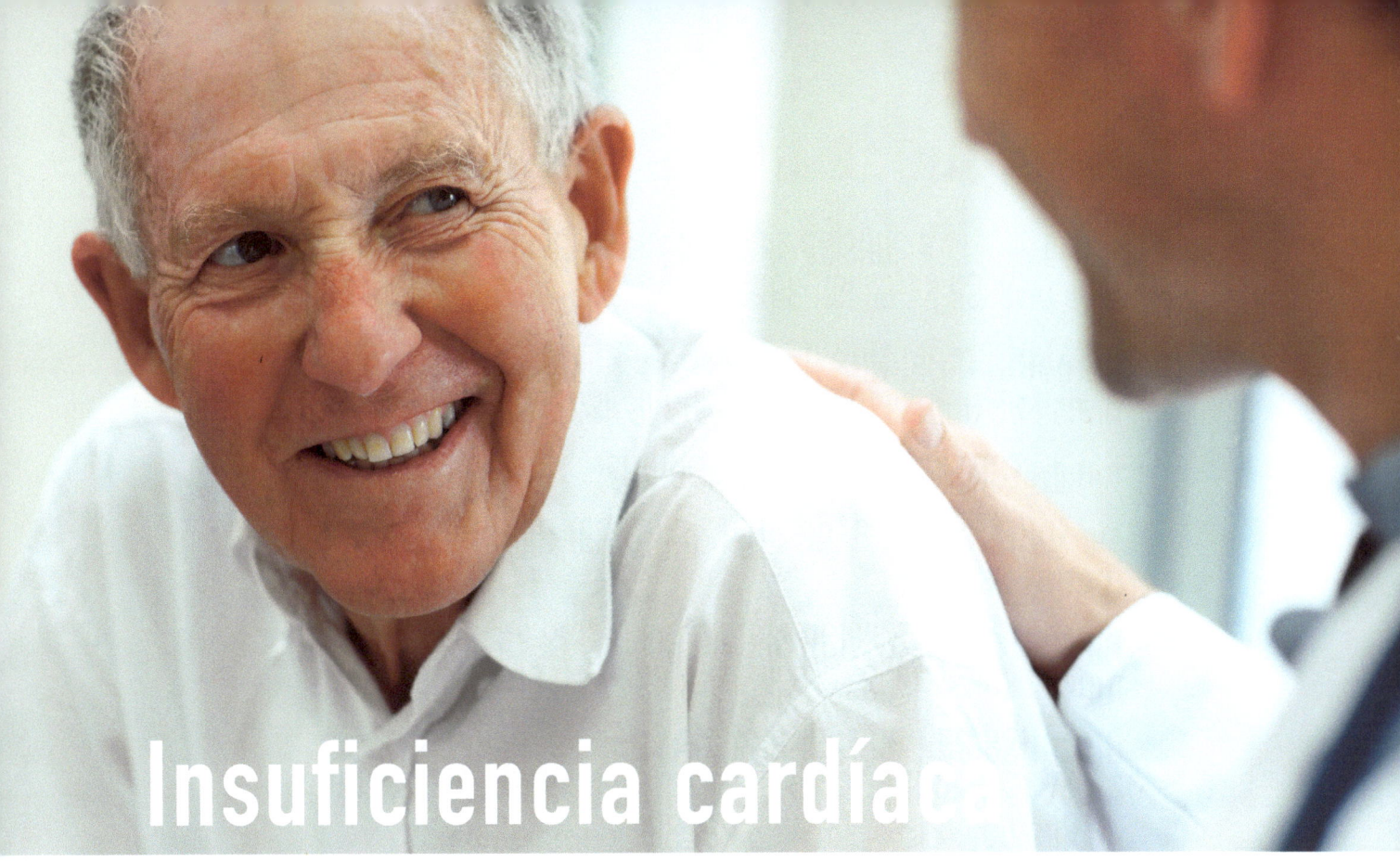

Insuficiencia cardíaca

Un corazón sano bombea suficiente sangre rica en oxígeno para alimentar todas las partes del cuerpo. Debe relajarse por completo entre los latidos del corazón para llenarse con la sangre entrante. La insuficiencia cardíaca ocurre cuando hay problemas con el bombeo y/o llenado. Los síntomas como falta de aliento, fatiga, hinchazón del vientre, manos, piernas, tobillos y pies son comunes.

La insuficiencia cardíaca puede variar de leve (más común) a grave. Hay muchos factores involucrados:

- la causa de su problema cardíaco
- la forma en que su corazón bombea y se llena
- la manera como reacciona su cuerpo
- cualquier demanda adicional en su corazón, como tener sobrepeso o tener hipertensión (presión arterial alta)

Con mucha frecuencia la insuficiencia cardíaca se puede controlar con medicamentos, régimen alimenticio, descanso y bajos niveles de ejercicio físico. Sus síntomas de insuficiencia cardíaca pueden aparecer y desaparecer o, en algunos casos, desaparecer por completo.

Cómo puede sentirse usted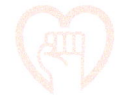

A medida que la insuficiencia cardíaca empeora, usted puede notar algunos o todos estos síntomas:

- ☐ **aumento repentino** de peso (2 a 3 libras en un día o 5 libras o más en una semana [o según le sea indicado _____])
- ☐ **hinchazón de las piernas y tobillos**
- ☐ **sus diuréticos (pastillas para eliminar agua) parecen menos eficaces**
- ☐ **hinchazón, distensión** abdominal (usted se siente lleno mucho antes en las comidas) o dolor en el vientre
- ☐ **dificultad para dormir a menos que se recueste en 2 o más almohadas o que duerma sentado en un sillón** (lo que puede ser causado por otros problemas no asociados con la insuficiencia cardíaca)
- ☐ **dificultad para respirar** (todo el tiempo, al hacer algún esfuerzo o se despierta sin aliento por la noche)
- ☐ **tos frecuente, seca y persistente** (con mucha frecuencia cuando se acuesta)
- ☐ **pérdida del apetito** (o náusea)

Es posible que usted también se sienta cansado al hacer muy poco esfuerzo. Esto sucede cuando el flujo de sangre se hace lento. Usted podrá despertarse sintiéndose cansado o también mareado por las tardes. Esto es aún más probable si no está respirando bien cuando duerme. Puede ser que su familia note que usted ronca o ronca más fuerte que antes.

Muchos de estos síntomas pueden ocurrir debido a otros problemas además de la insuficiencia cardíaca. Su equipo de atención médica examinará su corazón y pulmones. Los análisis de sangre (y/o un estudio del sueño) pueden ayudar a descubrir qué es lo que está mal.

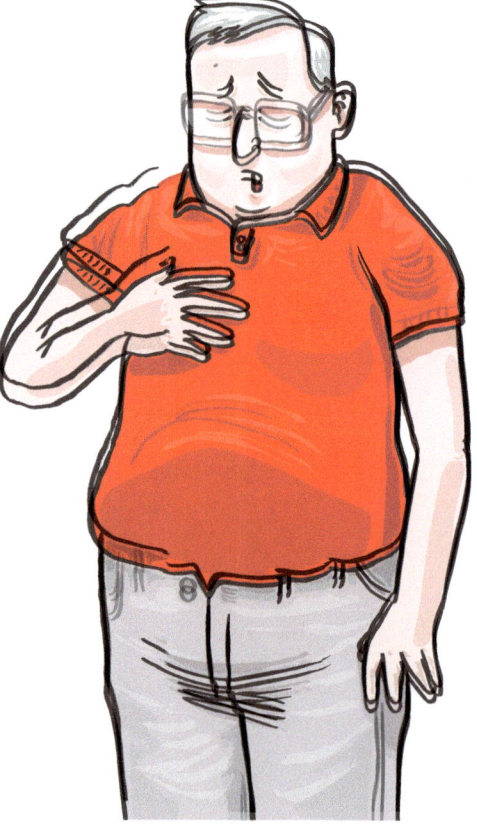

Cómo funciona su corazón

La sangre regresa de las venas al lado **derecho** de su corazón. Desde allí es bombeada a sus pulmones para oxigenarse y luego regresa al **lado izquierdo del corazón**. Luego el lado **izquierdo** del corazón bombea la sangre para que salga a las arterias de su cuerpo a través de la arteria principal (aorta).

Si su insuficiencia cardíaca se debe a debilidad al bombear la sangre, es posible que comience en el lado **derecho** o **izquierdo** de su corazón. Pero pronto ambos lados izquierdo y derecho están trabajando más de la cuenta.

insuficiencia en el lado derecho del corazón

Cuando el lado derecho de su corazón tiene un problema de bombeo, la sangre se acumula en las venas. Puede ser que usted no lo note por un tiempo puesto que las venas pueden ensancharse para dar cabida a la sangre adicional.

Algunos días o tal vez semanas más tarde, es posible que usted note hinchazón en las piernas y tobillos. También puede sentirse adolorido o inflamado en la parte superior derecha de su estómago. Usted también puede sentirse cansado y no desear comer.

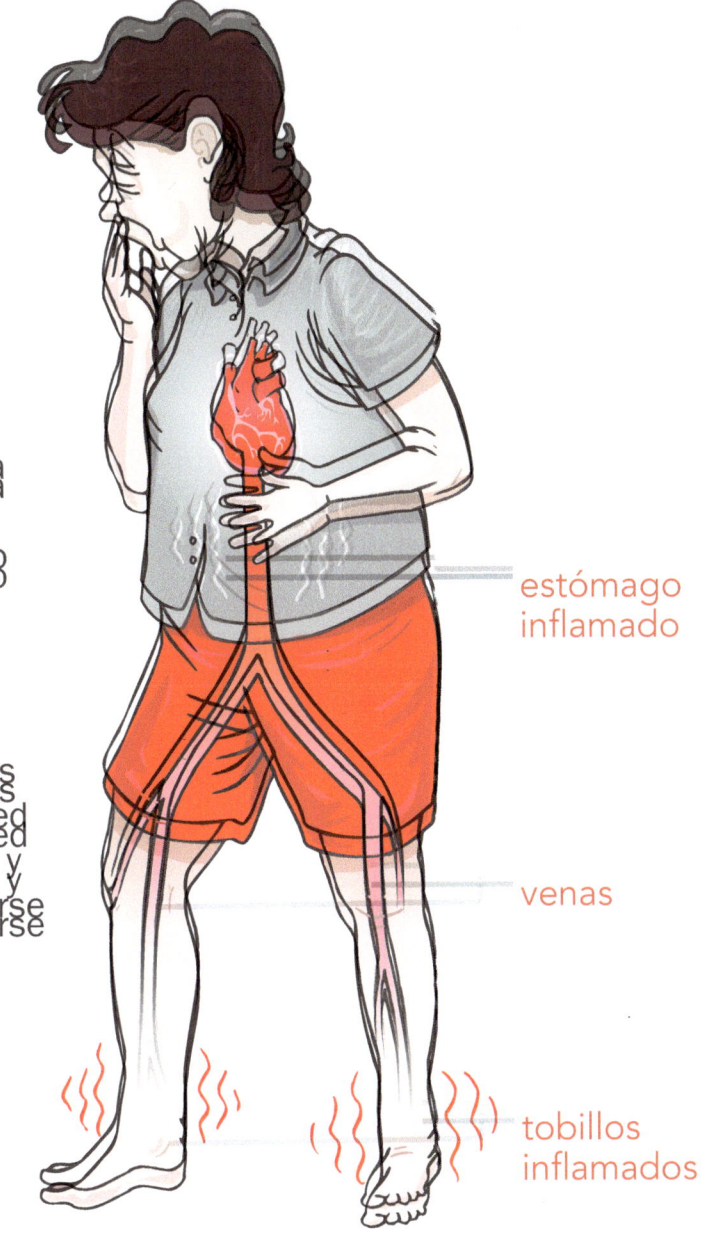

estómago inflamado

venas

tobillos inflamados

insuficiencia en el lado izquierdo del corazón

Cuando el lado izquierdo de su corazón no bombea toda la sangre que recibe, se acumulará líquido en los pulmones. Es posible que usted:

> sienta dificultad para respirar

> sienta dificultad para dormir a menos que serecueste en almohadas

> se despierte corto de respiración

> tenga una tos seca y persistente

Puede ser que usted se sienta hinchado o con distensión abdominal. Esto se debe a que su cuerpo está reteniendo demasiado líquido, lo cual es una carga adicional para su corazón debilitado debido a que ahora debe bombear la sangre junto con todo este líquido adicional.

Por qué retiene líquido su cuerpo:

Un corazón debilitado envía menos sangre a los riñones, que a su vez reaccionan como si el cuerpo no tuviera suficiente sangre. Por consiguiente, retienen más sal y agua y pasan menos orina. Esto agrega más volumen a la sangre que el corazón debe bombear. Es un ciclo sin fin.

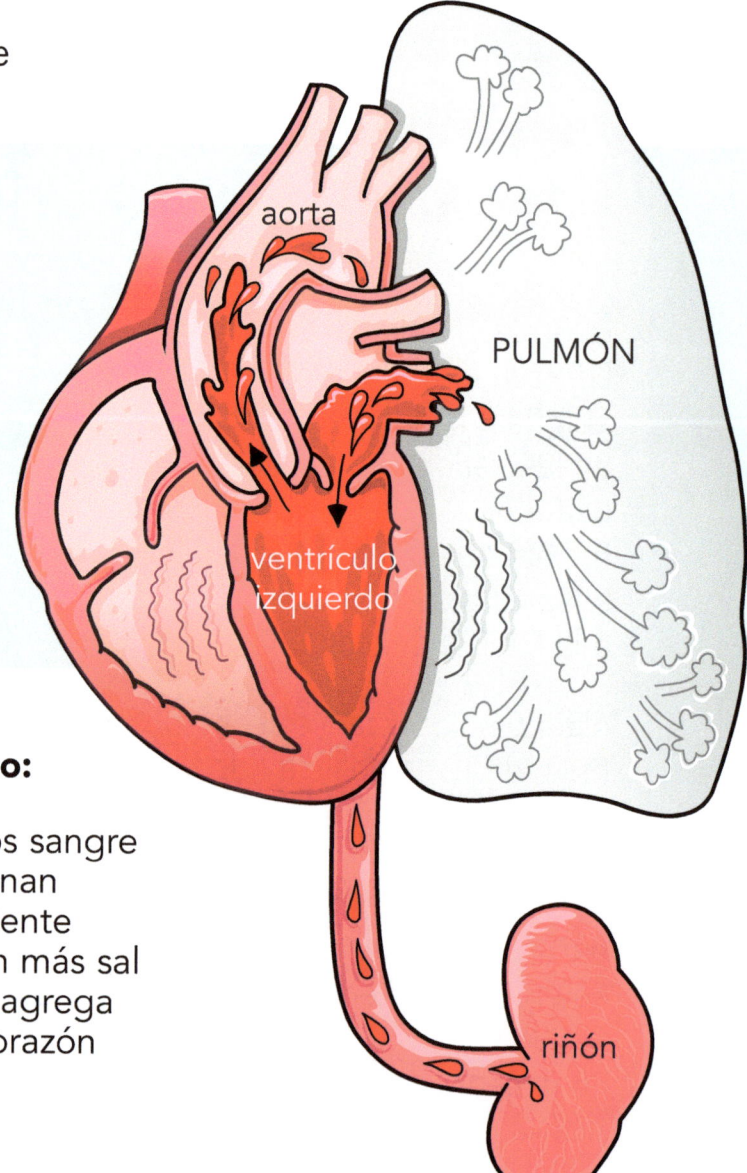

Un aumento repentino de peso es un signo de que los riñones están reteniendo sal y agua en su cuerpo. Para verificar esto, **pésese todas las mañanas** después de orinar y antes de comer o vestirse. **Lleve un registro de su peso.**

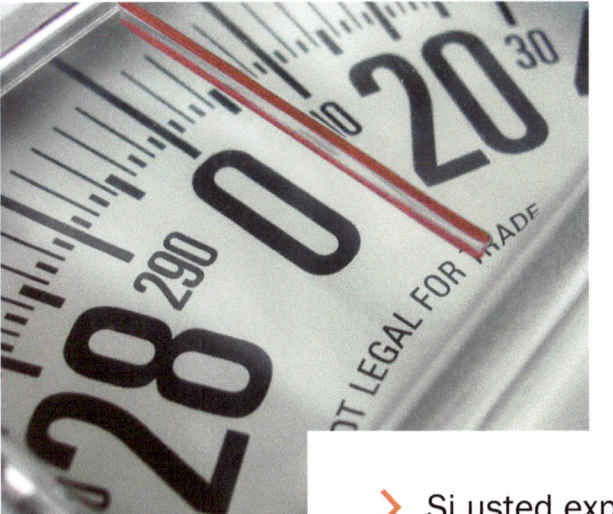

> Cada vez que usted se pese, asegúrese de colocar su báscula en una superficie dura (no sobre la alfombra) y ajústela para que quede en cero.

> Cuando observe su peso, piense qué tan bien está comiendo. Si está comiendo menos y perdiendo libras, podría suceder que usted no note un aumento debido a los líquidos.

> Si usted experimenta un aumento de peso de 2 a 3 libras en 1 día a pesar de consumir sus comidas normales, es muy probable que se deba a la retención de líquido en vez de deberse a la comida. Llame inmediatamente a alguien en su equipo de atención médica y siga las recomendaciones que le dé para eliminar este exceso de líquido antes de que su corazón se debilite más. A menudo, se necesitan más diuréticos (pastillas para eliminar agua).

> Consigne siempre la información sobre su peso y cualesquier diuréticos que esté tomando en una libreta que tenga un cuadro parecido al siguiente:

Fecha	Peso	Diurético tomado

Pruebas para detectar la insuficiencia cardíaca

Su proveedor de atención médica ordenará un electrocardiograma (EKG) y una o más de las siguientes pruebas para detectar, monitorizar y/o escoger el mejor tratamiento para usted. Con frecuencia estos tratamientos le ayudan a usted a sentirse mejor como también mejoran la manera como su corazón funciona.

Ecocardiograma Doppler (ECO)

Un ecocardiograma es un ultrasonido de su corazón. Se envían ondas de sonido (sonografía) sobre el corazón en movimiento para mostrar:

> problemas con el músculo cardíaco

> qué tan bien bombea y descansa

> el estado de las válvulas del corazón y del saco que rodea al corazón (pericardio)

Un técnico pasa un lector (escáner) de mano sobre el pecho, mientras toma fotos y las graba. Es posible que usted sienta una ligera presión a medida que presiona el dispositivo contra el pecho. Se pueden tomar fotos desde varios ángulos (ECO bidimensional o tridimensional). Estas imágenes muestran la manera como circula la sangre dentro de su corazón y mientras circula en ambas direcciones por las válvulas cardíacas.

Los ecocardiogramas también miden la fracción de eyección (FE) del corazón. Una fracción de eyección es de 50% o más.

Si usted no sabe cuál es su fracción de eyección, pregúntele a su equipo de atención médica.

Mi fracción de eyección es _____%.

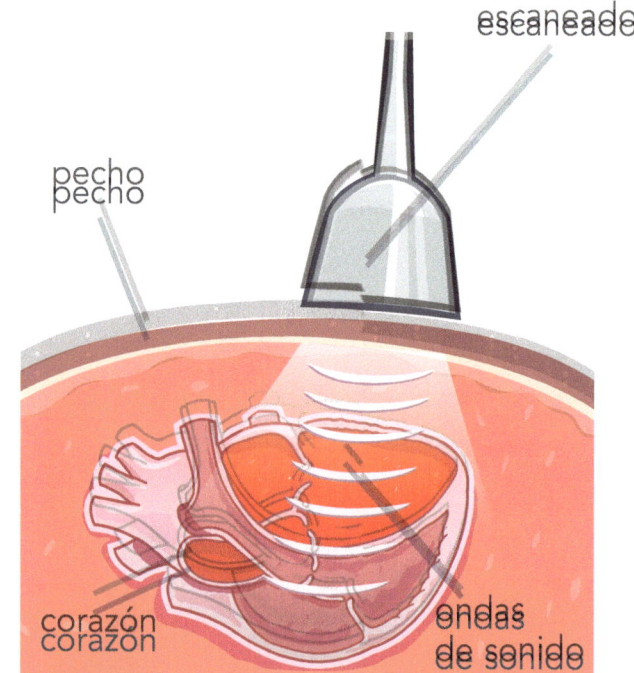

la prueba de ejercicio

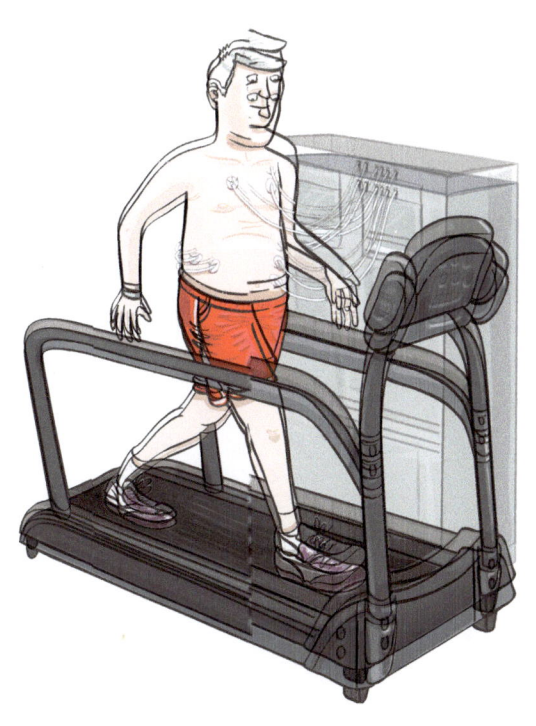

Esta prueba registra los latidos de su corazón, el EKG y la presión arterial mientras usted descansa, durante el ejercicio e inmediatamente después del ejercicio. Puede ser que se le pida que camine en una banda sin fin (*treadmill*) o monte en una bicicleta estacionaria.

A medida que usted hace el ejercicio, se aumenta lentamente su carga de trabajo para ver cómo responde su corazón. Es posible que se le pida que respire por medio de un tubo o máscara de manera que se pueda medir qué tanto oxígeno usa su cuerpo.

a veces se necesitan otras pruebas

Puede ser que se haga un **cateterismo cardíaco** (heart cath) para ver uno o ambos lados del corazón. Con frecuencia se toman otras imágenes para determinar si hay un estrechamiento en las arterias del corazón. Las **tomografías computarizadas ultrarrápidas** (*Ultrafast CT scans*) pueden detectar acumulaciones de calcio en las arterias del corazón. Las **tomografías computarizadas del corazón de cortes múltiples** toman imágenes de rayos X del corazón, de los vasos sanguíneos, de los pulmones y del saco que rodea al corazón (pericardio). Algunas veces se inyecta una solución de contraste o "tinte" y se toman fotos de las arterias del corazón.

Puede necesitarse una resonancia magnética (**MRI**, por sus siglas en inglés) para encontrar el motivo de la insuficiencia cardíaca. La resonancia magnética ofrece más detalles sobre las cámaras inferiores del corazón. En algunos casos, una resonancia magnética es útil para obtener más información sobre la manera como está bombeando el corazón.

Se pueden usar las **gammagrafías** (*nuclear scans*). Algunas veces se necesita una **tomografía por emisión de positrones** (*PET scan*) o una **gammagrafía de perfusión** con talio (*thalium scan*).

De la misma manera, los análisis de sangre para detectar biomarcadores también pueden aportar valiosos detalles sobre la manera como está funcionando su corazón. (BNP=péptido natri urético (o tipo b) del cerebro o NT-proBNP; troponina cardíaca; etc.)

Información general sobre el tratamiento de la insuficiencia cardíaca

Los exámenes le ayudarán a su equipo de atención médica a tratar lo que está pasando en su corazón. Cada latido implica una contracción (bombeo) y tiempo para descansar (llenado). La insuficiencia cardíaca a menudo incluye bombeo débil y llenado deficiente:

> **bombeo débil**
> (*fracción de eyección reducida*)
> La fracción de eyección (FE) es un cálculo estimado de la fuerza de bombeo del corazón. La fuerza normal es de 50% o más alta. Menos del 50% significa bombeo del corazón reducido.

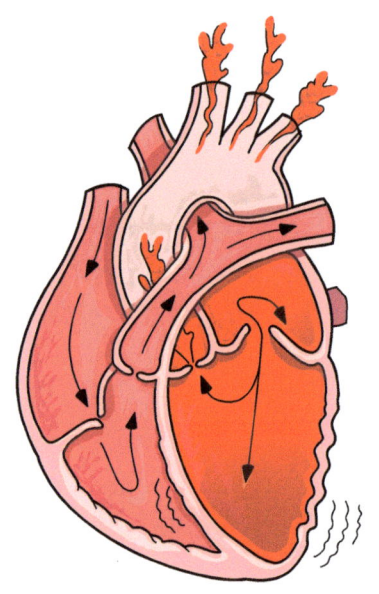

Bombeo débil

> **llenado deficiente**
> (*fracción de eyección normal*) Las cámaras inferiores del corazón tensas no se relajan lo suficiente para que ocurra un buen llenado y estiramiento. Si su insuficiencia cardíaca se debe principalmente al llenado deficiente, puede ser que su fracción de eyección sea normal (preservada*). El músculo cardíaco bombea bien, pero no se relaja lo suficiente para permitir que se llene lo suficiente. Los problemas de llenado son comunes con la insuficiencia cardíaca, pero también pueden ocurrir con ambos problemas.

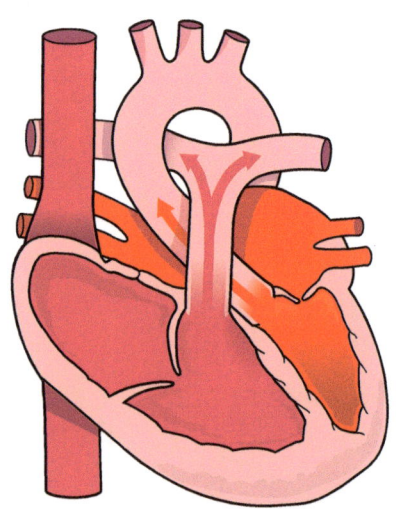

Músculo cardíaco tenso no se relaja bien para permitir el llenado

* Heidenreich PA, et al: 2022 AHA/ACC/HFSA Guideline for the Management of Heart Failure: Executive Summary Circ. 2022

Cuando su cuerpo no recibe suficiente sangre rica en oxígeno, las hormonas del estrés y los nervios envían señales a las arterias del cuerpo para que se contraigan. Cuando las arterias se contraen, dificultan la acción de bombeo del corazón. Las hormonas del estrés también impiden que la sal y el agua sean eliminadas en la orina. Esto significa que los fluidos se acumulan en los vasos sanguíneos contraídos, haciendo aún más difícil el trabajo del corazón. La sal, el agua y el estrés en el cuerpo causarán sed, pero tomar demasiados líquidos empeorará más las cosas.

Los medicamentos para relajar las arterias contraídas (y eliminar cualesquier fluidos extra harán más fáciles para el corazón las acciones de llenado y bombeo de la sangre al resto del cuerpo. La mayoría de los pacientes que sufren de insuficiencia cardíaca también necesitan consumir menos sal para evitar la retención de líquidos, reducir la hinchazón y respirar más fácilmente.

Estos tres tipos de drogas se usan comúnmente para tratar la insuficiencia cardíaca y se los conoce como los tres pilares de la medicina de la insuficiencia cardíaca:

> **Una droga para permitir que los vasos sanguíneos contraídos se relajen. (Entre los ejemplos están: el inhibidor de la ECA [Enzima Bloqueadora de la Angiotensina], un INRA [Inhibidor de la Neprisilina y Bloqueador de los Receptores de la Angiotensina] o un BRA [Bloqueador de los Receptores de la Angiotensina])** con el tiempo facilita la carga de trabajo del corazón.

> **Un bloqueador beta** o **beta y alfa** también ofrece muchos beneficios a largo plazo para facilitar con el tiempo la carga de trabajo de su corazón.

> Los inhibidores SGLT2 (por sus siglas en inglés) son una clase más nueva de drogas (Inhibidores del Cotransportador de Sodio y Glucosa 2). Disminuyen las hospitalizaciones por insuficiencia cardíaca y retardan el progreso de la enfermedad renal, independientemente de la presencia o ausencia de diabetes.

> **El Antagonista de los receptores de mineralocorticoides (ARM)** (bloqueadores de aldosterona) también se usa para ayudar a relajar los vasos sanguíneos. Esto ayuda a eliminar el exceso de líquido y facilita la respiración.

> Un diurético ayuda a los riñones a expulsar el exceso de líquido a través de la orina. Al eliminar este líquido adicional se reduce la carga de trabajo de su corazón.

Consulte las páginas 27-37 para obtener más detalles sobre estas y otras drogas utilizadas para tratar la insuficiencia cardíaca en el hogar y en el hospital. Su colaboración al reportar los posibles efectos secundarios de los medicamentos es vital para su equipo de atención médica de manera que puedan hacer ajustes en la dosis o cambiar sus medicamentos.

Pasos para vivir bien con insuficiencia cardíaca

paso 1: tome sus medicamentos exactamente como le fueron recetados

- ☐ Haga un plan por escrito y consiga un pastillero o adopte otra manera de recordar cuándo tiene que tomar sus medicamentos.

- ☐ Informe a su equipo de atención médica sobre cualesquier efectos secundarios (mareos, pérdida del apetito, náusea o cambios en las funciones mentales o sexuales). **No deje de tomar ningún medicamento por cuenta propia.**

- ☐ Tome su diurético según le fue recomendado. Si toma un diurético dos veces al día, pregunte a su médico o enfermera cómo espaciar la segunda dosis en la segunda mitad de la tarde.

- ☐ Si pasa por alto una dosis, no tome una dosis extra del medicamento para compensar la dosis que pasó por alto. Pero si olvida tomar el diurético por la mañana, tómelo más tarde en el día en vez de esperar hasta la mañana siguiente.

- ☐ Una vez que usted se sienta mejor, no deje de tomar ninguno de sus medicamentos. Muchos de ellos dan mejores resultados cuando se toman juntos para un buen efecto a largo plazo sobre el corazón y los vasos sanguíneos.

- ☐ Consulte a su equipo de atención médica antes de tomar cualquier producto a base de plantas u otro suplementos o medicamentos de venta sin receta médica. Algunos pueden interferir con sus medicamentos, especialmente con el anticoagulante warfarin o, en unos pocos casos, con dabigatrán (Pradaxa®).

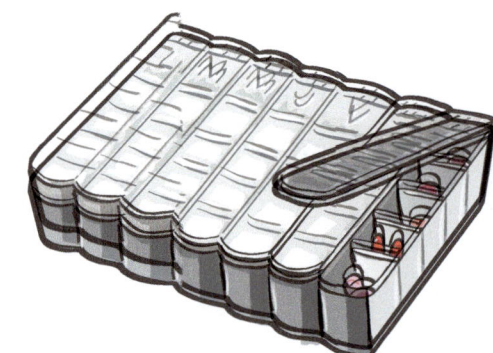

- ☐ Lleve siempre su lista de medicamentos a todas las citas.

 Asegúrese de ajustar su báscula para que marque 0 cada que se pese.

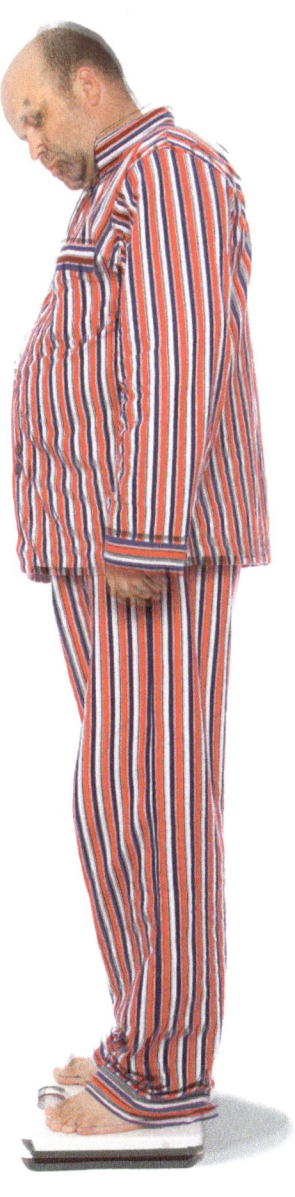

paso 2: pésese todos los días y esté atento a la acumulación rápida de líquidos

- [ ] Cuando esté en su casa, use siempre la misma báscula. Manténgala ajustada en cero. Úsela sobre una superficie dura (no sobre la alfombra) todas las veces. Cuando viaje, asegúrese de tener una buena báscula para pesarse.

- [ ] Pésese una vez por las mañanas. Hágalo después de orinar y antes de ingerir alimentos o de vestirse. **Mantenga un registro por escrito para mostrárselo a su equipo de atención médica.**

- [ ] Informe a su equipo de atención médica sobre cualquier aumento rápido de peso (por ejemplo, 2 a 3 libras en un día o 5 libras o más en una semana [o según le fue indicado ____]. Reporte este aumento de peso tan pronto como suceda.

- [ ] Si usted ha estado consumiendo la misma cantidad de comida, un aumento rápido de peso es con frecuencia un signo de que se está acumulando líquido, lo que está haciendo trabajar más a su corazón.

- [ ] Siga las recomendaciones de su equipo de atención médica con respecto a un aumento rápido de peso. Puede ser que usted necesite tomar más diuréticos y/o suplementos de potasio. **No tome más de la dosis sin consultar a su equipo de atención médica.**

paso 3: consuma menos sal y limite la ingesta de líquidos

Debido a que las comidas con un alto contenido de sodio (sal) hacen que el cuerpo retenga líquidos, consuma menos sal. El estadounidense promedio consume aproximadamente el 50% más de lo recomendado al día.* Es fácil ver por qué, si se tiene en cuenta que una cucharadita de sal de mesa contiene aproximadamente 2,300 mg de sodio. La mayor parte de nuestra ingesta de sodio no proviene del salero. Consumimos grandes cantidades en las comidas rápidas o procesadas, en las comidas abundantes de los restaurantes y en los condimentos con un alto contenido de sodio. Lea las etiquetas de los alimentos y aprenda sobre los alimentos empacados y las especies con un alto contenido de sodio. La mayoría de las personas con insuficiencia cardíaca deben limitar el sodio a menos de 3,000 mg al día. Pregúntele a su equipo de atención médica qué es adecuado para usted. La cantidad de sodio por día para usted es _____ mg.

Muchas personas con insuficiencia cardíaca tienen dificultades con su cuerpo porque retiene líquidos. También es común sentir mucha sed debido a que los diuréticos eliminan el líquido extra. **Aunque usted sienta sed, NO** reemplace todos los líquidos que los diuréticos le han ayudado a su cuerpo a eliminar. Use pequeñas cantidades de dulces sólidos sin azúcar o uvas congeladas cuando sienta la boca seca.

Es posible que su equipo de atención médica le diga que no tome más de 2 cuartos (64 onzas) de líquido al día (o menos en algunos casos). Esto incluye **todas las bebidas**, las comidas o frutas que son muy húmedas, el helado, los cubos de hielo y el yogur (véase la página 20).

Seguir las recomendaciones de **su equipo de atención médica** sobre el sodio y los líquidos puede ayudarle a controlar la insuficiencia cardíaca y a tomar menos diuréticos.

* *What We Eat in America*, (Qué comemos en América) Departamento de Agricultura los Estados Unidos

Consejos para disminuir el sodio en su régimen alimenticio

> **No cocine con sal** ni agregue sal a los alimentos en la mesa.

> **Consuma verduras frescas o enlatadas o congeladas sin sal.** No tome sopa, ya que la mayoría tiene un alto contenido de sodio. Pida que le sirvan las salsas y aderezos para ensaladas a un lado. Estas tienen menos sodio que la mayoría de las comidas procesadas. Por ejemplo:*

En vez de:

1 taza de alverjas enlatadas regulares: 400 mg de sodio

Coma:

1 taza de alverjas frescas, cocidas: 2 mg de sodio

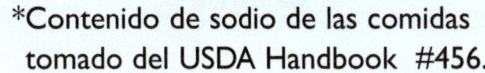

*Contenido de sodio de las comidas tomado del USDA Handbook #456.

> **Sazone con hierbas frescas o deshidratadas, verduras o con condimentos sin sal.**

> **Hornee, ase a la parrilla, hierva, cocine al fuego o cueza a fuego lento** las comidas sin sal. Coma pocas veces fuera de la casa, y cuando lo haga, ordene alimentos cocinados que no sean empanizados, en mantequilla o con salsas. Pida que no les agreguen sal. No tome sopas, por lo general tienen mucho sodio. Use poco aderezo en las ensaladas debido a que la mayoría tiene un alto contenido de sal. No coma en restaurantes que hagan que usted aumente rápidamente de peso al siguiente día.

- **Prepare sus propias** salsas, aderezos de ensaladas, platos de verduras y postres cuando usted pueda. Algunos pacientes hornean su propio pan para disminuir aún más su ingesta de sodio.

- **Tenga cuidado con los sustitutos de la sal.** Pueden tener un alto contenido de potasio.

- **Cuando compre pescados enlatados, la mejor opción es atún o salmón con un bajo contenido de sodio.** Puede usar atún o salmón empacado en agua si lo desmenuza y lo sumerge en agua fría por 3 minutos. Enjuague, escurra y exprima el agua.

Lleve un registro de su ingesta de sodio todos los días. Convierta en un hábito la compra y el consumo de alimentos que tengan no más de 100 mg de sodio en la porción que usted ingiere. (Siga la lista que aparece en la siguiente página para limitar el sodio.)

Comidas con un bajo contenido de sodio – ejemplos de lo que PUEDE comer si tiene insuficiencia cardíaca (✓)

frutas y verduras

- ✓ frescas o congeladas (verifique el contenido de sodio)
- ✓ enlatadas (que no contengan sal)

bebidas

- ✓ jugos de frutas, frescos o congelados
- ✓ jugo enlatado de tomates y verduras con bajo contenido de sodio o que no contenga sal
- ✓ desayunos instantáneos (todos los sabores, excepto ponche de huevo) – limítese a 1 taza al día
- ✓ limonada fresca o de concentrados congelados

selecciones de productos lácteos

- ✓ hasta 3 tazas (24 oz) diarias de su asignación de líquidos diarios en leche (1%, leche descremada o suero de leche (buttermilk) en polvo para hornear)
- ✓ requesón (cottage cheese) que no contenga sal
- ✓ ricotta, hecho en parte con leche descremada, hasta ½ taza (4 oz) al día
- ✓ hasta 2 cucharadas (1 onza) al día, quesos de consistencia sólida como queso suizo no procesado, queso mozzarella hecho en parte con leche descremada, Neufchatel o queso en tiras
- ✓ margarina de consistencia blanda o mayonesa (hasta 2 cucharadas [1 oz] al día)
- ✓ crema agria sin grasa o con bajo contenido de grasa y yogur

carnes, aves, pescados y sustitutos de la carne

- ✓ pescado, fresco o congelado (no empanizado); atún y salmón enlatados (que no contengan sal o enjuagados)
- ✓ pollo o pavo (que no esté procesado en una solución salina)
- ✓ cortes de carne magra (sin grasa) de res, ternera, cerdo, cordero
- ✓ frijoles, guisantes verdes, lentejas (que no sean enlatados, a menos que tengan un bajo contenido de sodio)
- ✓ nueces o semillas (sin sal, tostadas en seco)
- ✓ crema de maní (cacahuetes) sin sal, hasta 2 cucharadas al día
- ✓ tofu (cuajada de semillas de soya)

panes, cereales, granos

- ✓ hogaza de pan y panecillos hechos con levadura (3 tajadas al día)*
- ✓ tostaditas Melba, tostadas de pan ácimo
- ✓ pan pita, tortilla para tacos o tortillas de maíz
- ✓ cereales cocinados (evite los instantáneos): grits de maíz, harina de cereales (regular), avena, cereal de trigo, crema de arroz o de trigo
- ✓ arroz o trigo inflado (puffed), cereal de trigo en trozos (o cualquier cereal con 100 a 150 mg de sodio – limítese a 1 taza al día)
- ✓ germen de trigo
- ✓ palomitas de maíz (sin agregar sal o grasa)
- ✓ arroz (blanco o arroz integral enriquecido) o pasta

ingredientes para cocinar, condimentos

- ✓ almidón de maíz, tapioca
- ✓ masa o harina de maíz (no la que contiene polvo de hornear)
- ✓ hierbas frescas o deshidratadas, condimentos de hierbas que no contengan sal
- ✓ limones amarillos, limones verdes, cebollas, apio
- ✓ ajo fresco, jengibre o vinagre
- ✓ salsas picantes de tipo Luisiana (1 cucharadita al día)
- ✓ polvo de hornear, levadura, cebolla o ajo en polvo con un bajo contenido de sodio
- ✓ pasta de tomate, tomates sin sal, salsa de tomate sin sal
- ✓ castañas de agua
- ✓ algarrobo en polvo, cacao en polvo
- ✓ aderezos de ensaladas con bajo contenido de sodio

dulces

- ✓ gelatinas con sabores
- ✓ barras de jugo congelado, jugos congelados de frutas, sorbetes (sorbet, sherbet)
- ✓ azúcar, miel, melazas, almíbares
- ✓ jaleas, mermeladas, confituras, puré de manzana
- ✓ galletitas graham o de animalitos, barras de higo (fig bars), galletas de jengibre (ginger snaps)

* Consumir el pan hecho en casa (con harina sin levadura) puede reducir todavía más la ingesta de sodio.

Lea las etiquetas de los alimentos

Hasta que usted aprenda a mantener un régimen alimenticio con un bajo contenido de sodio, sume el contenido de sodio de todas las comidas y bebidas que consume durante el día. Asegúrese de que sea menos de lo que su equipo de atención médica le recomendó. Pregunte también qué comer si tiene otros problemas de salud. A continuación, se dan algunos consejos para ayudarle:

> Compre productos etiquetados como bajos en sodio, sin sodio o con muy bajo contenido de sodio. En la actualidad, la etiqueta de un producto "bajo en sodio" significa 140 mg de sodio* o menos por porción.

> Preste atención al tamaño de la porción al calcular la cantidad que piensa consumir. Algunas veces las etiquetas solamente muestran los mg de sodio para una cantidad muy pequeña de alimento en vez de hacerlo para una porción normal. Las etiquetas "saludable", "sodio reducido", "sin sal", "no se ha agregado sal", o "sin sal agregada" pueden ser muy confusas y engañosas.

> Calcule siempre el contenido de sodio para la cantidad de alimentos que piensa ingerir. Distribuya el sodio en alimentos saludables que le hagan sentirse lleno. Por ejemplo, escoja un sandwich con carnes en vez de un pepinillo encurtido.

> Los estudios muestran que el 75 al 80% de nuestra ingesta diaria de sodio proviene de las comidas procesadas y de la comida de restaurantes. Cuando coma por fuera, escoja alimentos preparados con ingredientes frescos. Pida a su familia o amistades que no agreguen sal a sus alimentos. Las comidas rápidas tienen un alto contenido de sal. No compre alimentos precocinados como comidas preparadas o cenas de cazuela (skillet dinners), productos de charcutería, fiambres, perritos calientes, la mayoría de las comidas congeladas o sopas enlatadas.

Datos sobre la nutrición
8 porciones por recipiente
Tamaño de la porción 1 perrito caliente (57 gramos)

Cantidad por porción
Calorías 170

% del valor diario**

Grasa total 16g — 25%
  Grasa saturada 5g — 25%
  Ácidos Grasos Trans 0g
Colesterol 45mg — 15%
Sodio 480mg — 20%
Total de carbohidratos 1g — 0%
  Fibra dietética 1g — 3%
  Azúcares totales 1g
Proteína 9g

Vitamina A — 0%
Vitamina C — 0%
Calcio — 0%
Hierro — 10%

**El % del valor diario (VD) le indica cuánto contribuye un nutriente en una porción de alimento a la dieta diaria. Se utilizan 2,000 calorías al día para consejos de nutrición general.

* www.fda.gov

Comidas con un alto contenido de sodio – Ejemplos de lo qué NO debe consumir (✘)

verduras
- ✘ verduras enlatadas con sal agregada
- ✘ sauerkraut (col picada en salmuera)

panes, cereales, granos, almidones
- ✘ harina de trigo y harina de maíz que contengan levadura
- ✘ mezclas preparadas (por ejemplo: waffle, panqueque, muffin, pan de harina de maíz y todos los waffles congelados)
- ✘ cereales de cocimiento instantáneo

dairy products
- ✘ suero de leche (*buttermilk*) comprado en la tienda
- ✘ leche enlatada (a menos que se diluya y se use como leche regular)
- ✘ sustitutos del huevo (limítese a ½ taza al día)
- ✘ ponche de huevo (comprado en la tienda)
- ✘ mantequilla y margarina con sal y con ácidos grasos trans
- ✘ ciertos quesos (americano y otros quesos procesados, queso azul, parmesano, feta y requesón (cottage cheese) común con más de 200 mg por porción

sopas
- ✘ consomé en cubos (todos los tipos)
- ✘ sopas deshidratadas en paquetes
- ✘ sopas y caldos enlatados* (con más de 350 mg de sodio por porción)

bebidas
- ✘ bebidas para atletas (como *Gatorade*®)
- ✘ jugo de tomate o de verduras enlatado (a menos que no contenga sal)

dulces
- ✘ mezclas preparadas o pasteles, pudines, tortas, muffins, etc. comprados en la tienda

*Aún las sopas enlatadas con un contenido reducido de sodio pueden tener bastante sal. Verifique la etiqueta.

carnes y sustitutos de la carne
- ✘ carnes y pescados enlatados (sardinas, atún y salmón sin enjuagar)
- ✘ carnes curadas (por ejemplo, carne de res deshidratada, tocino, carnes curadas con salmuera) y cualquier producto cárnico procesado con sal (jamón, algunas veces el pollo y el cerdo)
- ✘ todo tipo de salchichas y perritos calientes (por ejemplo: carne de res, cerdo, pollo, pavo, salchichas polacas, perritos calientes, knockwurst)
- ✘ pollo rostizado
- ✘ fiambres (mortadela, salami, embutidos con aceitunas, etc.)
- ✘ mantequilla regular de maní (cacahuetes)
- ✘ nueces saladas

ingredientes para cocinar, condimentos, aderezos, refrigeriosks
- ✘ miso fermentado y vino para cocinar
- ✘ mezclas precondimentadas para tacos, tallarines, chile, etc.
- ✘ mezclas de recubrimiento
- ✘ comidas de preparación rápida precondimentadas
- ✘ salsa de soya, salsa teriyaki o salsa asiática para pescados
- ✘ bicarbonato de soda, polvo de hornear (use el que tiene un contenido bajo de sodio)
- ✘ aceitunas, pepinos encurtidos (*dill, sour, sweet gherkins*)
- ✘ *pretzels*, hojuelas como papas fritas, chicharrones, etc.
- ✘ sal de tipo "light", sal condimentada, sal de mar, ablandador de carnes, sal de ajo, glutamato monosódico (MSG, por sus siglas en inglés), sal kosher, sal de apio, sal de cebolla, sal con pimienta y limón

Nota: Verifique la etiqueta. Use menos de 2 cucharadas al día de salsa de tomate (a menos que no contenga sal), salsa de tomate condimentada (catsup), salsa de chile, salsa de barbacoa, mostaza o aderezos para ensaladas.

Siga las recomendaciones de su equipo de atención médica en cuanto a limitar la ingesta de sal y líquidos. La mayoría de las personas debe limitar el consumo diario de sodio a menos de 3,000 mg por día a fin de evitar la retención de líquidos.

Es posible que su equipo de atención médica le pida que limite los líquidos a 2 cuartos (64 onzas) al día. El contenido de líquidos de los alimentos de humedad elevada tiene que ser contado al igual que las bebidas, como también el líquido que se usa para tomar los medicamentos y los cubos de hielo. Los cubos de hielo por lo general se derriten a la mitad de su tamaño: 4 oz de hielo = 2 oz de líquido. Consulte el contenido de humedad de los ejemplos de alimentos en esta lista. Pregunte a su equipo de atención médica si necesita más ayuda para mantener su ingesta total de líquidos a 2 cuartos.

Ejemplos del contenido de líquido / tamaño de las porciones de algunos alimentos:

FOOD	LIQUID	FOOD	LIQUID
½ taza de helado o *sherbet*	2 oz	15 uvas	1 oz
3 oz de helado de paleta	2 oz	½ taza de cerezas o un limón de tamaño mediano	2 oz
½ taza de Jell-O® con frutas ½ taza de pudín o natilla	3 oz 3.5 oz	banano de 9 pulg. o durazno dech	2.5 oz
1 taza de sopa preparada con caldo bajo en sodio	7 oz	½ taza de puré de manzana, duraznos peras o piña enlatados	3 oz
1 taza de yogur, de sopa preparada en crema o una lata de suplemento nutritivo con bajo contenido de sodio	6 oz	½ taza de cóctel de frutas	3.5 oz
pera de tamaño mediano	4.5 oz	manzana, nectarina, naranja de tamaño mediano, o 1 taza de fresas	4 oz
1 taza de sandía	5 oz		

Aunque NO le hayan restringido los líquidos, evite cantidades grandes de comida con un contenido alto de humedad.

paso 4: encuentre el equilibrio correcto para usted entre el ejercicio y el descanso

> **Descanse durante el día:** Eleve los pies por unos cuantos minutos durante el día. Considere tomar una siesta después del almuerzo.

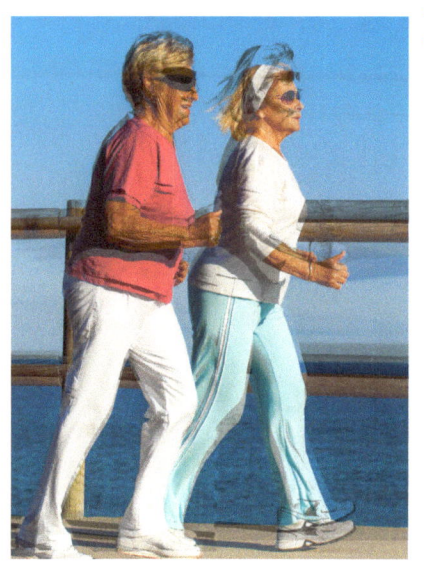

> **Después de hablar con su equipo de atención médica, comience a caminar o a hacer cualquier otro ejercicio que usted disfrute:** El ejercicio frecuentemente ayuda a atenuar los sentimientos negativos, como también incrementa su energía y mejora su calidad de vida. Caminar en una banda sin fin (treadmill), montar en bicicleta y nadar le permite usar grupos de músculos grandes. Encuentre un ejercicio que no lo haga sentir demasiado cansado y que no le impida hablar mientras lo está haciendo. Evite levantar objetos demasiado pesados. El entrenamiento para adquirir fuerza es bueno, pero consulte a su equipo de atención médica antes de comenzarlo.

paso 5: reduzca el esfuerzo que hace su corazón

- [ ] **Disminuya la hipertensión (presión alta):** Pregunte a su equipo de atención médica cuál es la presión arterial deseada en su caso y cómo alcanzarla.

- [ ] **Esfuércese por alcanzar su peso corporal ideal:** Encuentre maneras saludables de adelgazar (si lo necesita) y mantenga el peso ideal de su cuerpo. Tener sobrepeso exige más esfuerzo al corazón.

- [ ] **Controle la diabetes manteniendo el azúcar de la sangre (nivel A1C) dentro del margen que recomienda equipo de atención médica:** Pregunte si existe la probabilidad de que alguna de las drogas para la diabetes pueda dar como resultado la retención de líquidos.

- [ ] **¡Deje de fumar!** Todos los productos del tabaco comprimen las arterias y dificultan el trabajo del corazón. Consulte a su equipo de atención médica si necesita ayuda para dejar de fumar.

- [ ] **Si usted ronca o se siente con sueño durante el día, hable con su equipo de atención médica:** Es posible que sea necesario someterse un estudio del sueño para determinar si se presentan pausas en su respiración (apnea del sueño).

- [ ] **Pregunte a su equipo de atención médica si puede tomar bebidas alcohólicas:** Debido a que el alcohol debilita el corazón, la insuficiencia cardíaca puede mejorar si usted deja de tomar bebidas alcohólicas.

- [ ] **Reduzca el estrés emocional:** Puede ser que usted se sienta deprimido, enojado o ansioso debido a que padece de insuficiencia cardíaca. Puede resultarle útil hablar sobre la manera como se siente, hacer ejercicio, meditar y/o tomar los medicamentos.

- [ ] **Evite las temperaturas extremas:** El cuerpo se esfuerza más para mantener una temperatura normal cuando usted tiene demasiado calor o frío.

- [ ] **Reduzca los niveles altos de colesterol** para prevenir la acumulación de grasa y evitar daños a las arterias. Muchas personas necesitan tomar medicamentos para reducir el colesterol.

- [ ] **Manténgase alejado de personas que tengan resfriados, la gripe (influenza) u otros virus:** Pídale a su equipo de atención médica que mantenga al día sus vacunas.

- [ ] **Programe los cuidados preventivos de rutina** como vacunas contra la gripe y otras vacunas según le sean recomendadas.

- [ ] **Evite los coágulos de sangre:** Las caminatas habituales y no usar ligas o medias con la parte superior muy apretada ayudan a mejorar la circulación de la sangre en las piernas. Puede ser que su equipo de atención médica también le pida que use medias especiales. Puede ser que se presente un ritmo cardíaco irregular (fibrilación auricular) junto con la insuficiencia cardíaca, lo que puede contribuir a aumentar el riesgo de un coágulo de sangre. Es posible que le recomienden tomar 1 o más drogas para prevenir los coágulos de sangre.

PASOS PARA VIVIR BIEN CON INSUFICIENCIA CARDÍACA:

¡Haga trabajar menos a su corazón

Insuficiencia cardíaca
Revisión de las medidas de autocuidado

Usted realiza una tarea muy importante en el manejo de su insuficiencia cardíaca. Tener una pareja que le brinde su apoyo Y un equipo de proveedores de atención médica que se especialice en insuficiencias cardíacas también puede resultarle muy útil. Escriba las instrucciones que le den para los cuidados en el hogar en el espacio proporcionado.

Tome los medicamentos para la insuficiencia cardíaca exactamente como se los recetaron.

Mantenga un cuadro con la lista de los medicamentos. Anote las instrucciones en los recipientes de los medicamentos recetados. Algunos pueden requerir un aumento gradual en la dosis.

Medicamento	Dosis	Con qué frecuencia

Pésese diariamente:

Use la misma báscula y la misma cantidad de ropa y pésese como lo primero que hace cada mañana después de orinar. Lleve un registro por escrito. Siga las instrucciones de su equipo de atención médica si nota un aumento rápido de peso.

2 a 3 libras en un **día o** 5 libras o más en una semana (o según le sea indicado _____).

Límite en el consumo de sal: menos de 3000 mg/día o _____.

Límite en los líquidos: _____ 2 cuartos por día (64 oz).

Otros consejos sobre su régimen alimenticio: _____.

Encuentre el equilibrio correcto entre el ejercicio y el descanso.

Pregunte a su equipo de atención médica sobre los siguientes ejercicios:

☐ caminar ☐ nadar ☐ montar en bicicleta ☐ usar una banda sin fin (*treadmill*)

☐ la elíptica ☐ usar pesas o bandas de resistencia ☐ otros

Siga las siguientes recomendaciones para reducir el esfuerzo que hace su corazón:

☐ **no** fumar

☐ controlar la presión alta, la diabetes o los problemas respiratorios mientras duerme

☐ eliminar el exceso de peso

☐ mantener su régimen alimenticio bajo en sodio y limitar la ingesta de líquidos todos los días para que sus medicamentos produzcan los mejores resultados

Llame a su equipo de atención médica si comienza a sentir cualquiera de los siguientes nuevos síntomas (o si se agudizan):

› Aumento de peso de 2 a 3 libras en un día o 5 libras en una semana (o según le sea indicado _____)

› Siente dificultad para respirar cuando hace menos esfuerzo de lo normal

› Siente más dificultad para respirar cuando está acostado

› Necesita dormir sentado en una silla

› Se despierta por las noches sintiéndose corto de respiración

› Hinchazón de los pies, tobillos, piernas y/o estómago

› Se siente cansado, sin energía

Le resulta más difícil realizar las actividades normales diarias

› Tos seca y persistente

› Mareos

› Se siente intranquilo ("algo no está del todo bien")

INSUFICIENCIA CARDÍACA
Revisión de las medidas de autocuidado

24

Vaya a la sala de emergencias (e informe a su médico) si tiene algún signo de insuficiencia cardíaca grave:

> Se tiene que esforzar para respirar o no siente alivio para respirar cuando está descansando

> Jadea o siente el pecho oprimido cuando está descansando

> Dolor en el pecho recurrente o para el que no siente alivio después de tomar la nitroglicerina

> Se siente desorientado o no puede pensar con claridad

> Aumenta 2 a 3 libras de peso en un día o 5 libras en una semana (o según le sea indicado _____)

Mantenga las citas para los análisis de sangre y otras citas de seguimiento.

> Electrolitos (sodio [Na+] y potasio [K+]

> Pretime (PT) con INR (Prueba de tiempo de protrombina e INR); si está tomando warfarin

> Exámenes para detectar el nivel de la hormona tiroidea en la sangre y en la vista, hígado y pulmones (si está tomando amiodarona para controlar el ritmo cardíaco)

> Otros exámenes: _____

> La próxima cita _____

Informe a su equipo de atención médica sobre cualquier síntoma que le esté causando molestias durante sus actividades diarias. Hágales saber si los síntomas le están impidiendo hacer las cosas que a usted le gusta hacer.

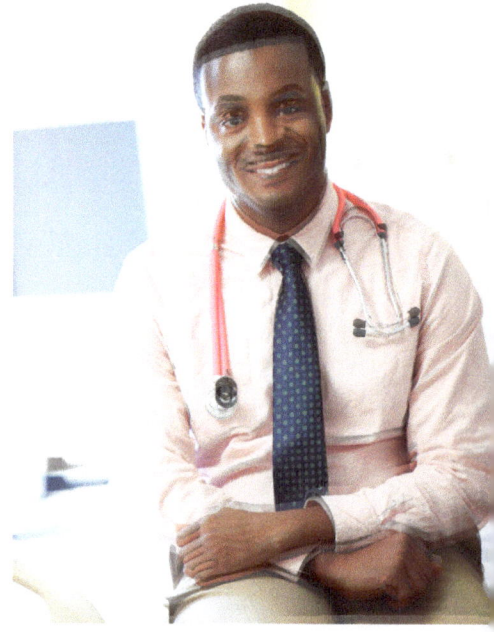

NOTAS:
_____
_____
_____
_____

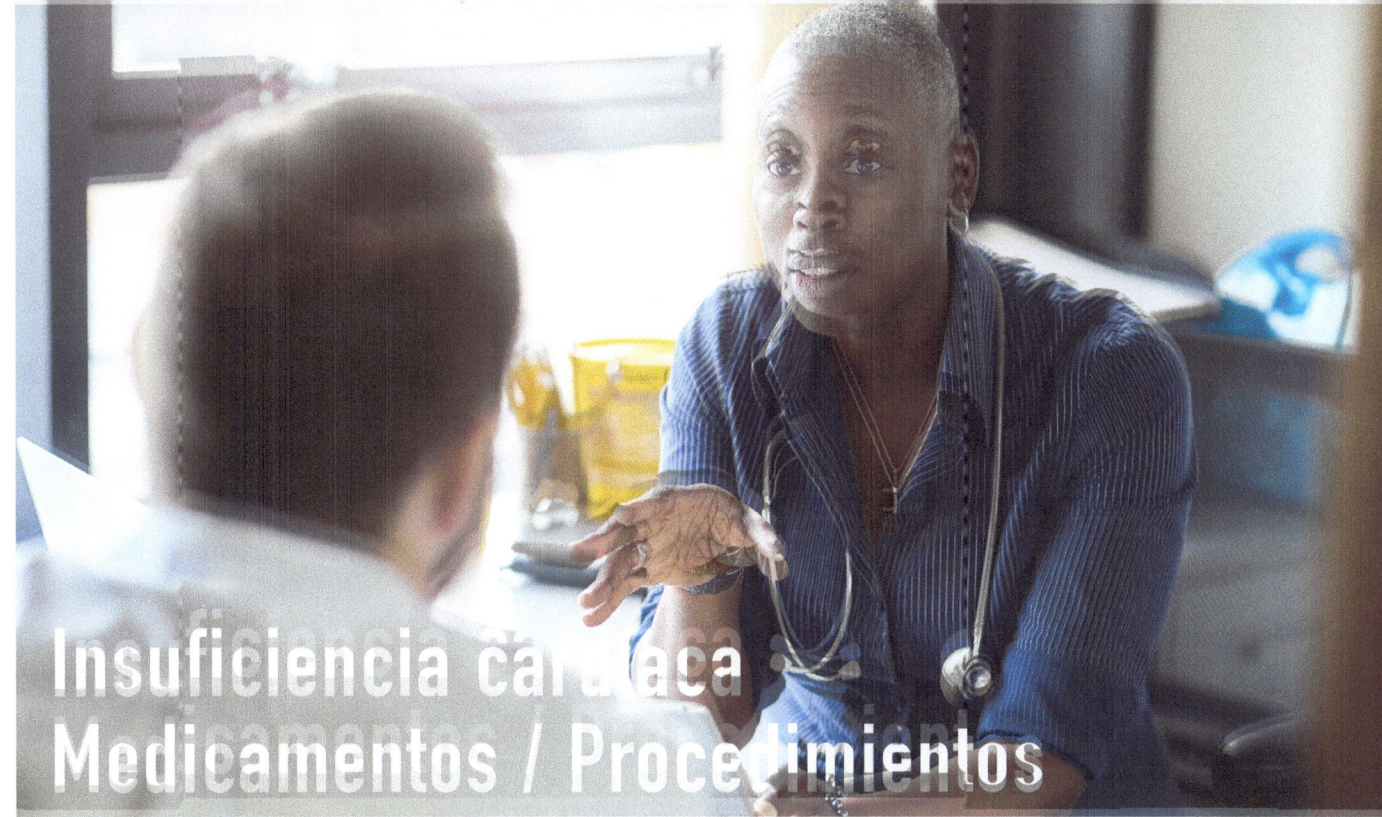

Insuficiencia cardíaca
Medicamentos / Procedimientos

Su equipo de atención médica utiliza directrices* que muestran qué medicamentos y procedimientos funcionan mejor para controlar la insuficiencia cardíaca a lo largo del tiempo. Su equipo de atención médica personaliza estas directrices según:

1. su historia médica
2. de qué manera los síntomas de insuficiencia cardíaca afectan sus actividades y
3. los resultados de las pruebas que muestran qué tan bien se llena su corazón y bombea la sangre (fracción de eyección)

Las directrices permiten que usted se beneficie de la manera como les ha ido a otras personas con problemas cardíacos similares. Pero la manera como usted responde a un medicamento o tratamiento es siempre el enfoque de su plan de atención médica.

Usted desempeña un papel clave en el tratamiento diario de la insuficiencia cardíaca. Consulte el cuadro de zonas del corazón en la cubierta interior delantera como recordatorio de las rutinas diarias de autocuidado de la insuficiencia cardíaca y cómo saber cuándo necesita ayuda médica. Cuando usted informa prontamente sobre los síntomas de advertencia de insuficiencia cardíaca ("zona amarilla del corazón"), su equipo de atención médica a menudo puede intervenir para prevenir un viaje a la Sala de Emergencias o una hospitalización. Si usted tiene síntomas agudos (la "zona roja del corazón"), llame al 911 y vaya inmediatamente a la sala de emergencias.

* Heidenreich PA, et al: 2022 AHA/ACC/HFSA Guideline for the Management of Heart Failure: Executive Summary Circ. 2022

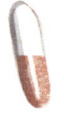

Medicamentos para la insuficiencia cardíaca

Estos tipos de drogas se usan a menudo para la insuficiencia cardíaca:

> **Una droga para permitir que los vasos sanguíneos tensos se relajen (los ejemplos incluyen: inhibidor de la ECA, un BRA o un INRA).** Con el tiempo cada uno de estos medicamentos ayuda a facilitar la carga de trabajo del corazón.

> Un bloqueador beta o un bloqueador beta y alfa ofrece muchos beneficios a largo plazo, que también facilitan la carga de trabajo de su corazón con el tiempo.

> Los inhibidores de SGLT2 (inhibidores del cotransportador de sodio y glucosa 2) son una clase más nueva de droga. Disminuyen las hospitalizaciones por insuficiencia cardíaca y retardan la progresión de la enfermedad renal, independientemente de la presencia o ausencia de diabetes.

> Los antagonistas de los receptores de mineralocorticoides (ARM) (bloqueadores de aldosterona) también se utilizan para ayudar a relajar los vasos sanguíneos. Esto ayuda a eliminar el exceso de líquido y facilita la respiración.

> Los diuréticos ayudan a los riñones a expulsar el exceso de líquido a través de la orina. Al eliminar este líquido extra se reduce la carga de trabajo del corazón.

A continuación, se incluye una breve descripción de estas y otras drogas que ayudan a controlar la insuficiencia cardíaca. Aprenda más sobre cada una de las drogas que está tomando. Consulte esta sección o los recursos escritos de su equipo de atención médica cuando comience a tomar una nueva droga.

Cada día llegan al mercado nuevos medicamentos. Pídale a su equipo de atención médica información sobre los que usted está tomando.

Reporte cualquier efecto secundario o comunique cualquier inquietud a su equipo de atención médica. Algunos efectos secundarios pueden ocurrir al comenzar a tomar una nueva droga, pero desaparecen con el tiempo. Si los efectos secundarios persisten, se puede cambiar la dosis o se puede usar una droga diferente. **No cambie la dosis ni deje de tomar una droga sin antes consultar a su equipo de atención médica.**

Inhibidor de la ECA (IECA)

Un inhibidor de la enzima convertidora de la angiotensina (IECA) permite que los vasos sanguíneos contraídos se relajen haciendo que con el tiempo el corazón trabaje menos. Si se siente débil, mareado o tiene tos persistente, informe a su equipo de atención médica. Puede ser necesario un cambio en la dosis o de la droga.

Bloquedador de los Receptores de la Angiotensina II (BRA)

A menudo se usa un BRA para relajar los vasos sanguíneos si alguien no puede tolerar un IECA. Siga cuidadosamente las instrucciones de dosificación de su receta. Es probable que su equipo de atención médica aumente la dosis con el tiempo hasta alcanzar la dosis deseada (o usted tenga efectos secundarios).

Inhibidor de la Neprilisina y Bloqueador de los Receptores de Angiotensina II (INRA)

Un INRA tiene un beneficio similar de relajar los vasos sanguíneos contraídos como los IECA y los BRA. Algunos pacientes se benefician con el cambio a un INRA después de estabilizarse con un IECA o un BRA. Un período de espera de 36 horas es la norma después de la última dosis de un IECA antes de iniciar un INRA.

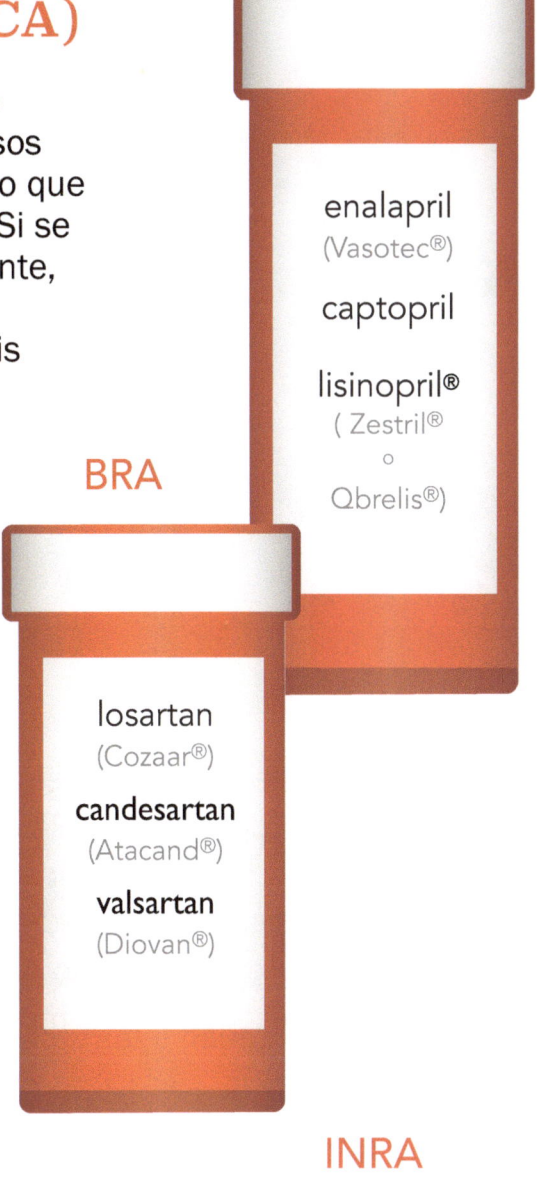

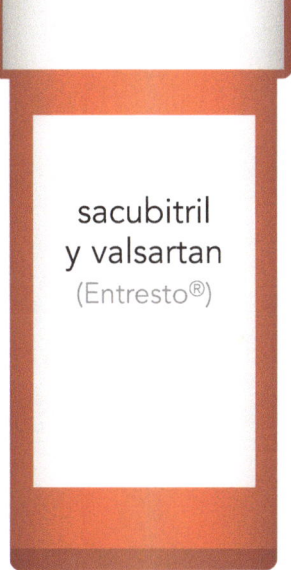

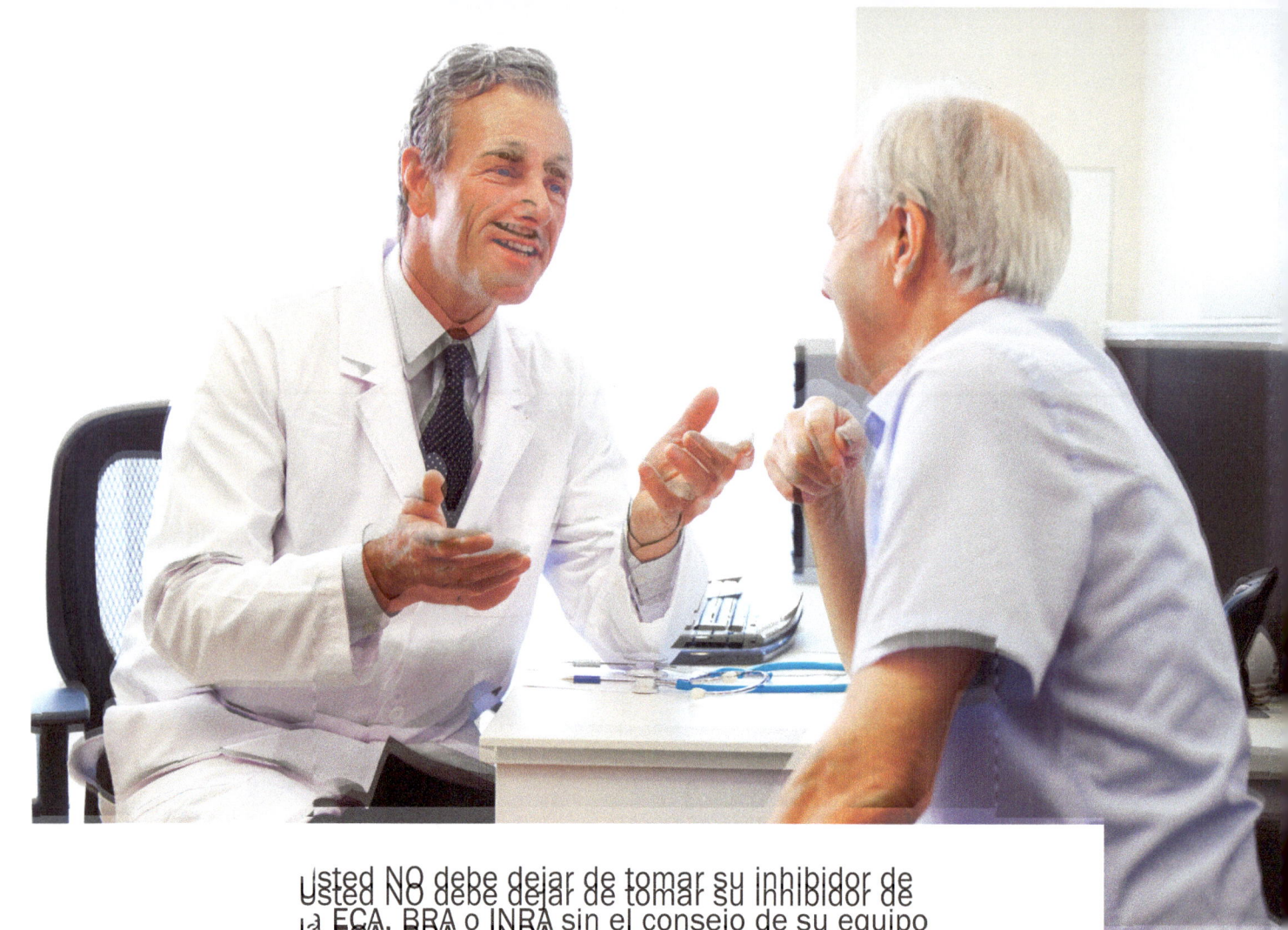

Usted NO debe dejar de tomar su inhibidor de la ECA, BRA o INRA sin el consejo de su equipo de atención médica; no importa que tan bien se sienta. Estos medicamentos ofrecen muchos beneficios a largo plazo para el corazón y no deben interrumpirse.

Los medicamentos antiinflamatorios no esteroideos AINE (aun las drogas para la artritis de venta sin receta médica) interfieren con los beneficios de los inhibidores de la ECA, un BRA (o un INRA) y pueden empeorar la insuficiencia cardíaca al causar la retención de líquidos. Hable primero con su equipo de atención médica antes de tomar cualquiera de los AINEs, aun los que se consiguen en la farmacia sin receta médica como ibuprofen, Advil ®, Motrin ®, Aleve ® y otras medicinas para la artritis.

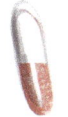

bloqueadores beta y alfa

Los **bloqueadores beta y alfa** bloquean el efecto de ciertas señales de los nervios y hormonas (adrenalina y norepinefrina). Cuando se bloquean las anteriores, las arterias del cuerpo se relajan y los latidos del corazón se hacen más lentos. A medida que el corazón comienza a bombear más sangre a los riñones, se eliminan el sodio y los líquidos extra en la orina. Es muy probable que los síntomas de la insuficiencia cardíaca mejoren después de 2 a 3 meses.

Cuando se comienza a usar por primera vez un bloqueador beta, pueden ocurrir efectos secundarios como retener líquidos, sentirse más cansado o es posible que se presenten latidos del corazón más lentos, como también sentir mareos. A menudo estos efectos secundarios desaparecen y no impiden el uso a largo plazo de un bloqueador beta.

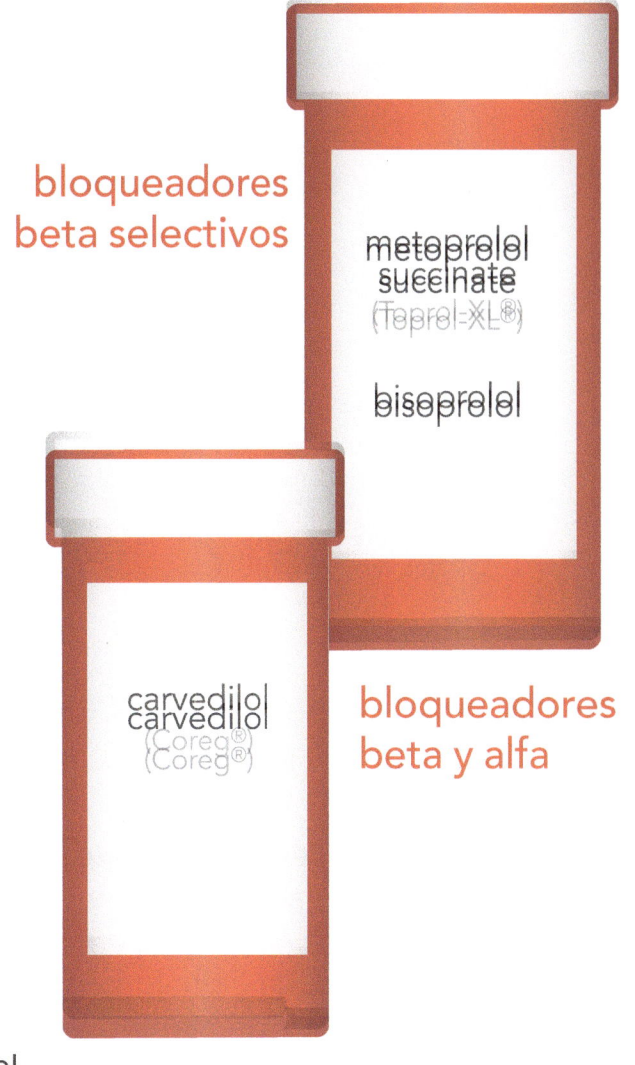

bloqueadores beta selectivos

metoprolol succinate (Toprol-XL®)

bisoprolol

bloqueadores beta y alfa

carvedilol (Coreg®)

Cuando se toma un **inhibidor de la ECA** (o una droga similar) y/o un **bloqueador beta**, con el tiempo se mejora la insuficiencia cardíaca (meses y años).

Los estudios muestran que las personas con el músculo cardíaco débil (fracción de eyección de menos del 40%) viven **mejor si** toman un inhibidor de la ECA (o BRA o INRA) como también un bloqueador beta junto con un ARM y un SGLT2.

Con frecuencia se usan primero dosis bajas y se incrementa la dosis poco a poco (cada 2 a 4 semanas) para obtener el máximo beneficio con los menos efectos secundarios.

Inhibidores SGLT2

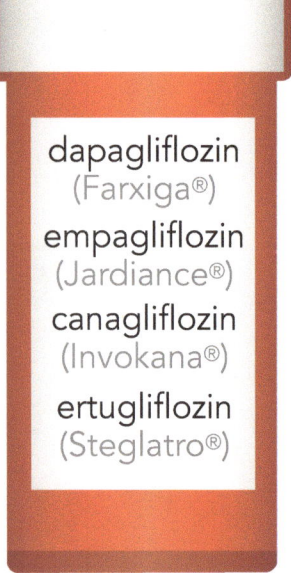

dapagliflozin (Farxiga®)
empagliflozin (Jardiance®)
canagliflozin (Invokana®)
ertugliflozin (Steglatro®)

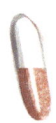

Inhibidores SGLT2

Los **inhibidores de SGLT2** disminuyen las hospitalizaciones por insuficiencia cardíaca con fracción de eyección reducida y reducen el avance de la enfermedad renal, independientemente de la presencia o ausencia de diabetes. Lo hacen obligando a eliminar del cuerpo más sodio y glucosa en la orina.

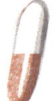

Antagonista de los receptores de mineralocorticoides (ARM) o bloqueadores de la aldosterona

Los **bloqueadores de la aldosterona también** ayudan a evitar que la insuficiencia cardíaca empeore al bloquear una hormona del estrés que comprime las arterias llamada aldosterona. La espironolactona (Aldactone®) y la eplerenona (Inspra®) son ejemplos. Además de ayudar a relajar los vasos sanguíneos, estas drogas también tienen un leve efecto diurético. Se las conoce como "ahorradoras de potasio" porque no eliminan el potasio (K+) como los diuréticos habituales para la insuficiencia cardíaca.

Se necesitan los análisis de sangre para monitorizar el potasio, especialmente después de los primeros 7 días de tomar la Aldactone® o Inspra®. Hable con su equipo de atención médica si nota sensibilidad en los senos (puede ocurrirles a mujeres y hombres), ya que esto puede ser un efecto secundario de la Aldactone® y es menos común con Inspra®. Controlar la hipertensión (presión arterial alta) y/o tomar un bloqueador de la aldosterona puede ser muy útil cuando el corazón no se relaja lo suficiente como para llenarse bien. La finerenona es un nuevo ARM que se usa para personas con problemas renales y diabetes.

bloqueadores de la aldosterona

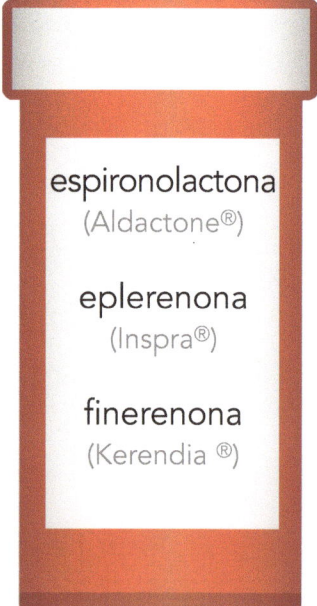

espironolactona (Aldactone®)

eplerenona (Inspra®)

finerenona (Kerendia®)

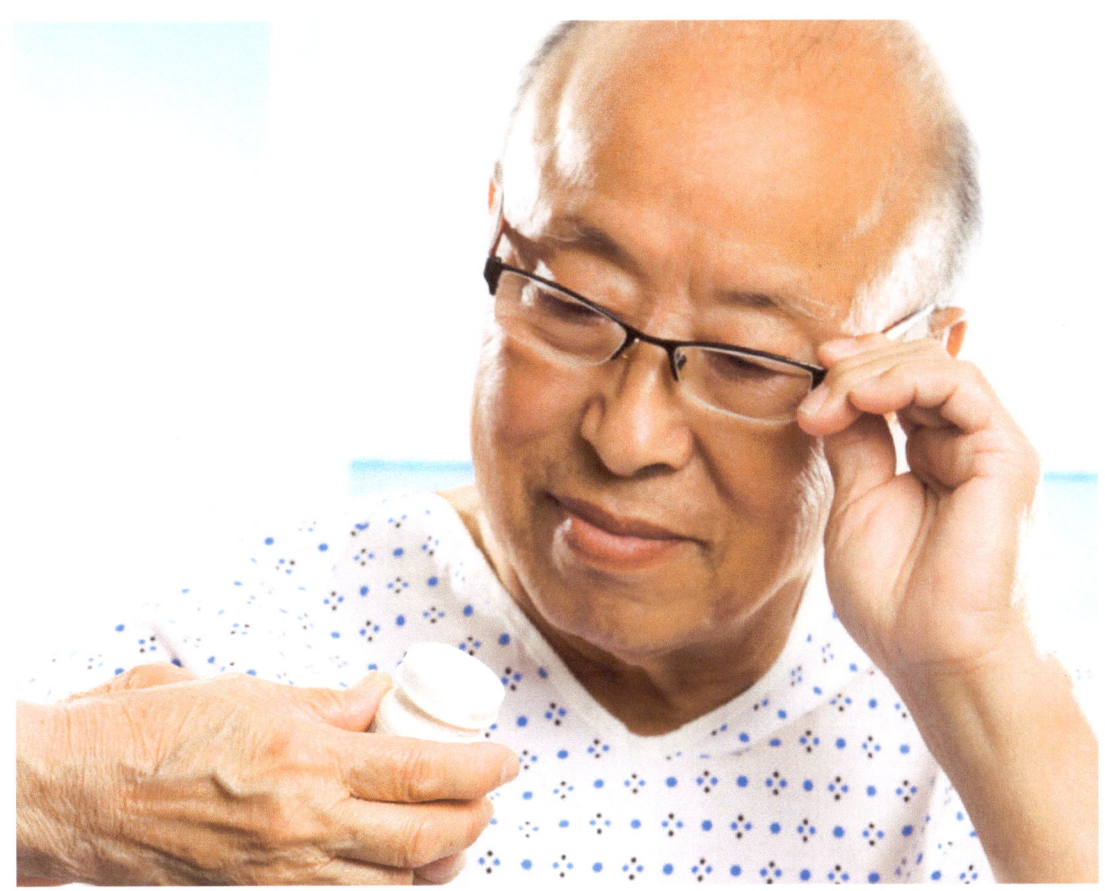

Vasodilatadores

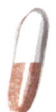

Los **vasodilatadores** se pueden usar para relajar los vasos sanguíneos contraídos en algunos pacientes con insuficiencia cardíaca. La **hidralazina** es un vasodilatador que relaja las arterias del cuerpo y se usa a menudo para tratar la hipertensión. Un nitrato de acción prolongada (**dinitrato de isórbido**) relaja principalmente las venas del cuerpo. A menudo se usan los vasodilatadores cuando no se puede tolerar un inhibidor de la ECA, BRA o INRA.

A veces se usa la **hidralazina** junto con un **nitrato** de acción prolongada.

Vasodilatadores

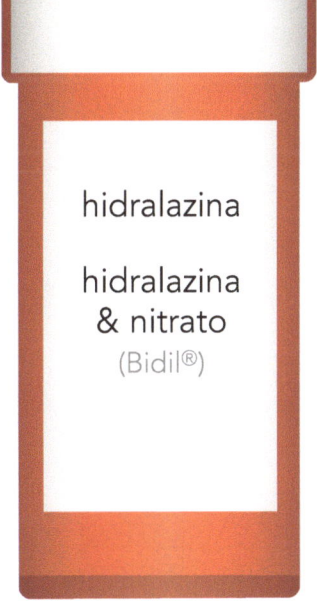

hidralazina

hidralazina & nitrato
(Bidil®)

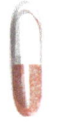

diuréticos (y suplementos de potasio)

Los **diuréticos** (pastillas para eliminar agua) ayudan a los riñones a deshacerse de la acumulación de líquido en la sangre y los tejidos del cuerpo. Los diuréticos también pueden disminuir el líquido en los pulmones y ayudarle a respirar más fácilmente. Los diuréticos tienen un efecto fuerte y hacen más fácil que los riñones expulsen minerales (y agua) en la orina. Entre los ejemplos de los diuréticos que se usan a menudo para tratar la insuficiencia cardíaca están: la furosemida (Lasix®), la bumetanida (Bumex®) y la torsemida. Los diuréticos generalmente se toman en la mañana, de manera que el efecto desaparezca antes de acostarse.

Cuando el corazón no está bombeando bien, los riñones retienen el líquido que de otra manera habría salido en la orina. Este líquido extra hace trabajar más al corazón. Tomar un diurético a diario y limitar el sodio (sal) ayuda a prevenir la acumulación de líquido. A la mayoría de los pacientes con insuficiencia cardíaca se les recomienda que llamen a su equipo de atención médica si tienen un aumento de peso de 2 a 3 libras en un día o 5 o más libras en una semana (o según les sea indicado ____).

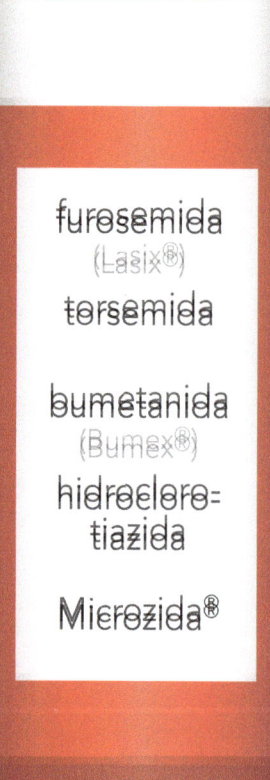

diuréticos

furosemida
(Lasix®)

torsemida

bumetanida
(Bumex®)

hidroclorotiazida

Microzida®

ejemplo:

Fecha	Peso	Diurético tomado
11/6	152 libras	tableta de 20 mg de Lasix® (furosemida)
11/7	156 libras	tableta de 40 mg de Lasix® (furosemida)
11/8	151 libras	tableta de 20 mg de Lasix® (furosemida)

Siga siempre los consejos de su equipo de atención médica sobre los diuréticos. Tomar demasiado diurético por su propia cuenta puede causar mareos graves y presión arterial baja, así como problemas del ritmo cardíaco que ponen en peligro la vida. Si está orinando mucho, pero aún retiene líquido, consuma MENOS SAL, deje de comer por fuera y notifique a su equipo de atención médica.

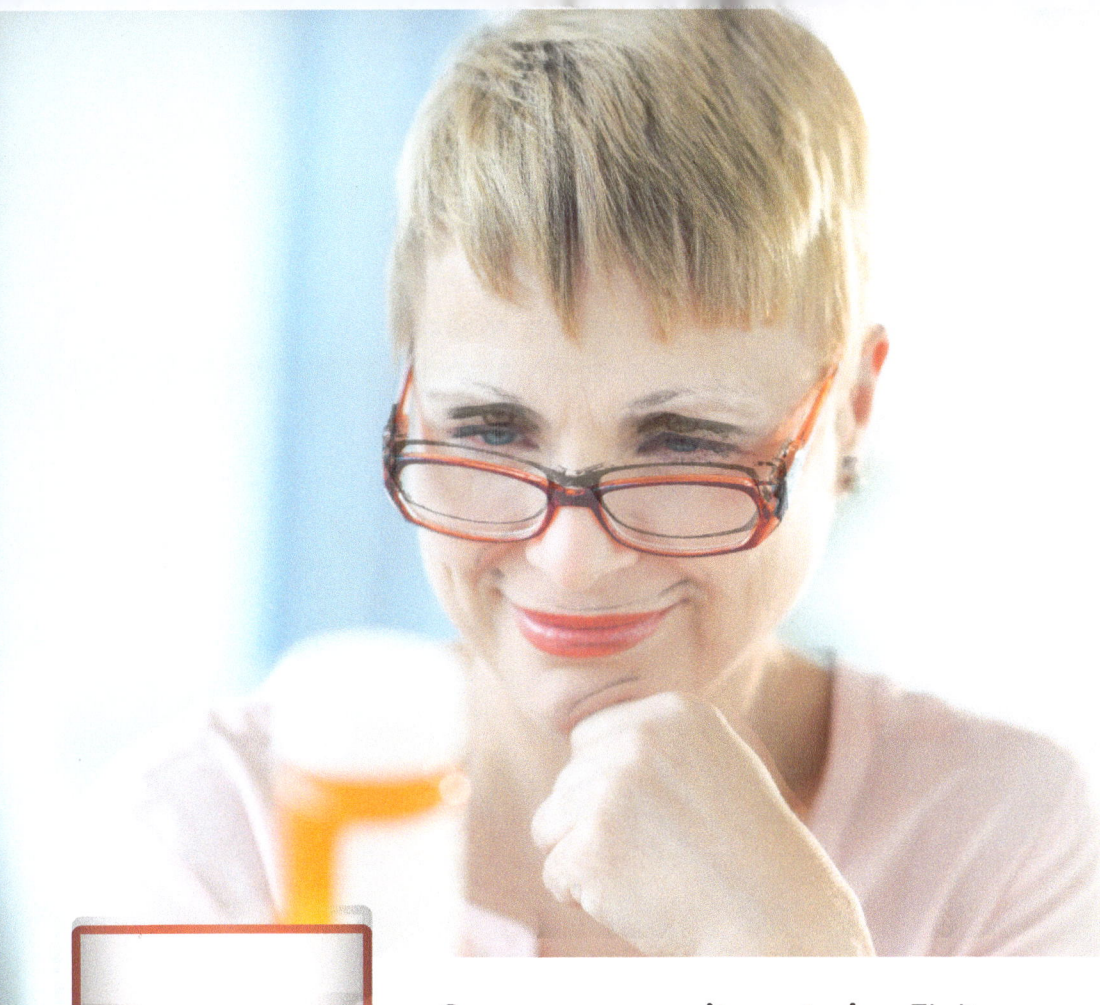

Su cuerpo necesita potasio: El ritmo cardíaco depende de un nivel normal de potasio en la sangre (K+). Muchos diuréticos causan una pérdida de potasio en la orina. A menudo sucede que los alimentos por sí solos no pueden reemplazar la cantidad de potasio que elimina el diurético. Se hace un análisis de sangre para determinar si se necesitan suplementos de potasio. La mayoría de las personas que necesitan los suplementos, los toman con las comidas. Los ARM ayudan a su cuerpo a mantener el potasio y disminuyen la necesidad de tomar suplementos.

Los análisis de sangre también muestran si la función de los riñones cambia con el tiempo. Esto puede suceder con la insuficiencia cardíaca, lo que causa que usted necesite menos potasio. Algunas personas con insuficiencia cardíaca **no** necesitan potasio adicional. Se les pide que eviten los substitutos de la sal y el consomé en cubos sin sal puesto que ambos tienen un algo contenido de potasio.

Recuerde: los diuréticos eliminan el líquido extra en la orina, eliminando con frecuencia el potasio al mismo tiempo. Siga las instrucciones de su equipo de atención médica para mantener el potasio en un nivel que le permita mantener la buena salud.

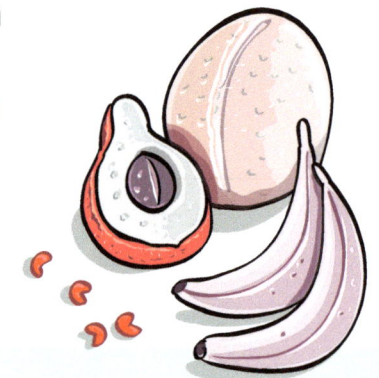

Comidas con un alto contenido de potasio

frutas deshidratadas	uvas pasas, ciruelas pasas, albaricoques, dátiles
frutas frescas	bananos, sandía, melón, naranjas, kiwi, nectarines
verduras frescas	aguacates, papas, brécol, hortalizas, espinacas, tomates, setas (champiñones)
verduras deshidratadas	frijoles, guisantes
jugos frescos	naranjas
jugos enlatados	ciruelas pasas, albaricoques
	NOTA: Evite los jugos enlatados, como el jugo de tomate y el V-8®, que contienen sal. Lea todas las etiquetas para informarse sobre el contenido de sal, sodio o los compuestos de sodio (o NaCl, como se escribe con frecuencia la sal).
substitutos de la sal o consomé en cubos sin sodio (con frecuencia tienen un alto contenido de potasio)	**NOTA:** Consulte a su equipo de atención médica antes de usar los substitutos de la sal o el consomé en cubos sin sodio. La mayoría tiene un alto contenido de potasio y en algunas personas, demasiado potasio puede ser peligroso.

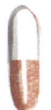 ## Otras drogas utilizadas a veces en la insuficiencia cardíaca:

La ivabradina (Corlanor®) es una droga más nueva que reduce la frecuencia cardíaca en reposo de un ritmo cardíaco normal de una manera diferente a la de un bloqueador beta. Puede ser que usted escuche mencionarla como el canal "divertido" (I-f). Los estudios muestran que la **ivabradina** puede reducir el número de hospitalizaciones en algunos pacientes con insuficiencia cardíaca. Mantener su ritmo cardíaco en reposo en el lado más lento de lo normal permite más descanso entre los latidos del corazón. Su equipo de atención médica necesita saber si usted siente algún síntoma nuevo de debilidad, mareos o fatiga que pueda significar que su ritmo cardíaco es demasiado lento.

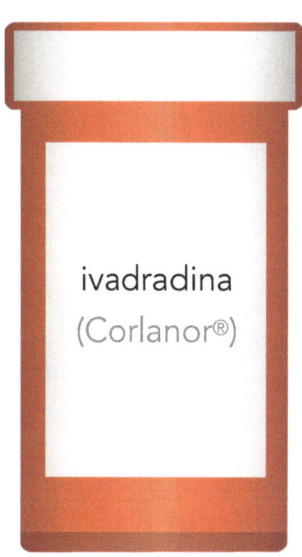

ivadradina (Corlanor®)

Antiarrítmicos

Es posible que se necesiten drogas **antiarrítmicas** en la insuficiencia cardíaca para controlar o prevenir un ritmo cardíaco anormal. Hay 4 tipos de drogas antiarrítmicas. Además de las acciones de los bloqueadores beta, estas otras drogas afectan el flujo de sodio, potasio o calcio en el sistema eléctrico del corazón. Pregúntele a su equipo de atención médica lo que puede esperar con la amiodarona. Se necesitan pruebas de laboratorio para hacerle el seguimiento a muchas drogas antiarrítmicas, especialmente con la amiodarona.

La **digoxina** se ha utilizado para ayudar a un corazón débil a bombear mejor o para ritmos cardíacos irregulares como la fibrilación auricular. Si su médico le recetó Digoxina, observe si hay signos de acumulación en el cuerpo. Estos pueden incluir pérdida de apetito, repugnancia por los alimentos o mal sabor en la boca, náuseas o vómitos, visión azul o amarilla, latidos cardíacos saltados, palpitaciones o palpitaciones rápidas. Es posible que necesite controlar su nivel de digoxina.

Es posible que se use **vericiguat** después de una estadía en el hospital por insuficiencia cardíaca. Ayuda a relajar y ensanchar los vasos sanguíneos del corazón.

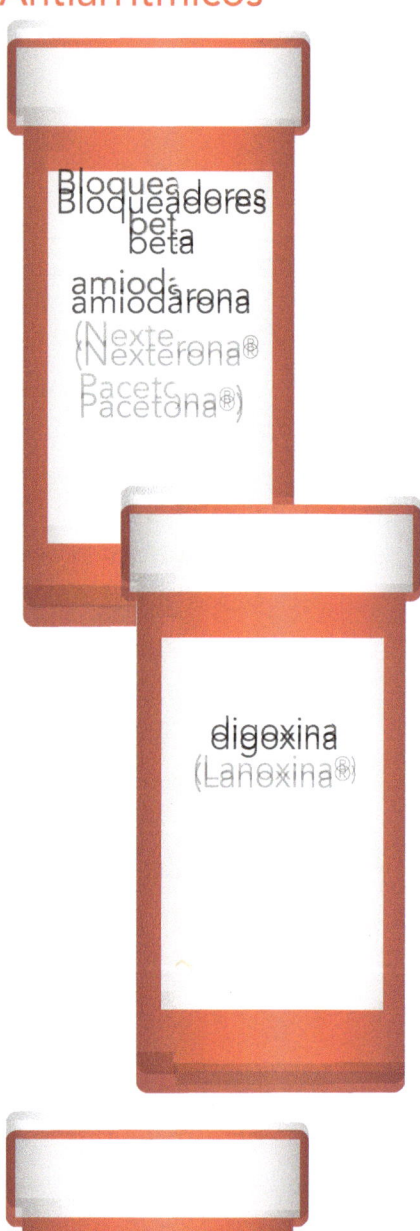

Bloqueadores beta
amiodarona
(Nexterona®
Pacetona®)

digoxina
(Lanoxina®)

vericiguat
(Verquvo®)

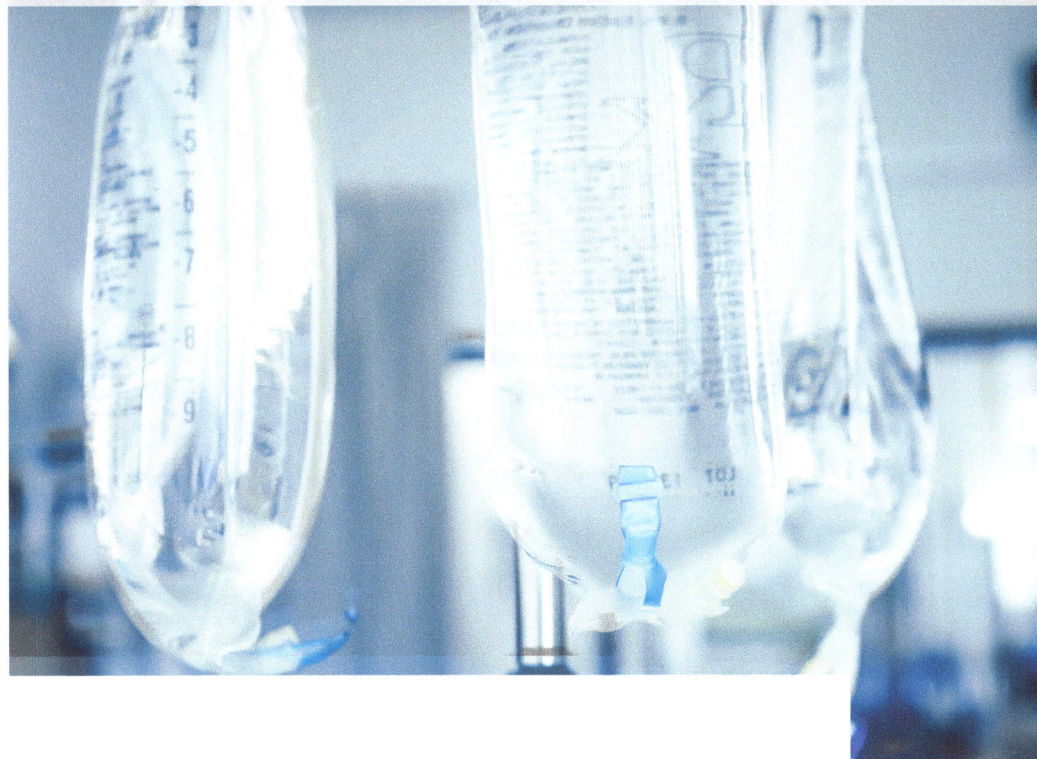

tratamiento farmacológico o procedimientos mientras está hospitalizado

medicamentos por vía intravenosa (IV)

Algunas veces se administran drogas por vía intravenosa (IV) para alivio a corto plazo de casos graves de insuficiencia cardíaca o cuando esta afección se presenta repentinamente. Los diuréticos por vía intravenosa pueden ayudarle a los riñones a eliminar rápidamente el líquido extra. Es posible que se administren también en el hospital por vía intravenosa drogas que ayudan a prevenir los coágulos de sangre (por ejemplo, la Heparina). Se usan los análisis de sangre para monitorizar la dosis.

Las drogas por vía intravenosa como la dobutamina y la milrinona pueden hacer que su corazón lata más fuerte.

Estas drogas se administran por medio de un pequeño tubo en la vena. Una bomba controla qué tanta medicina recibe usted. También se necesita verificar su presión sanguínea cuando le están administrando estas drogas por vía intravenosa. A veces, las personas con insuficiencia cardíaca pueden recibir medicamentos por vía intravenosa en casa.

Monitorización de la presión

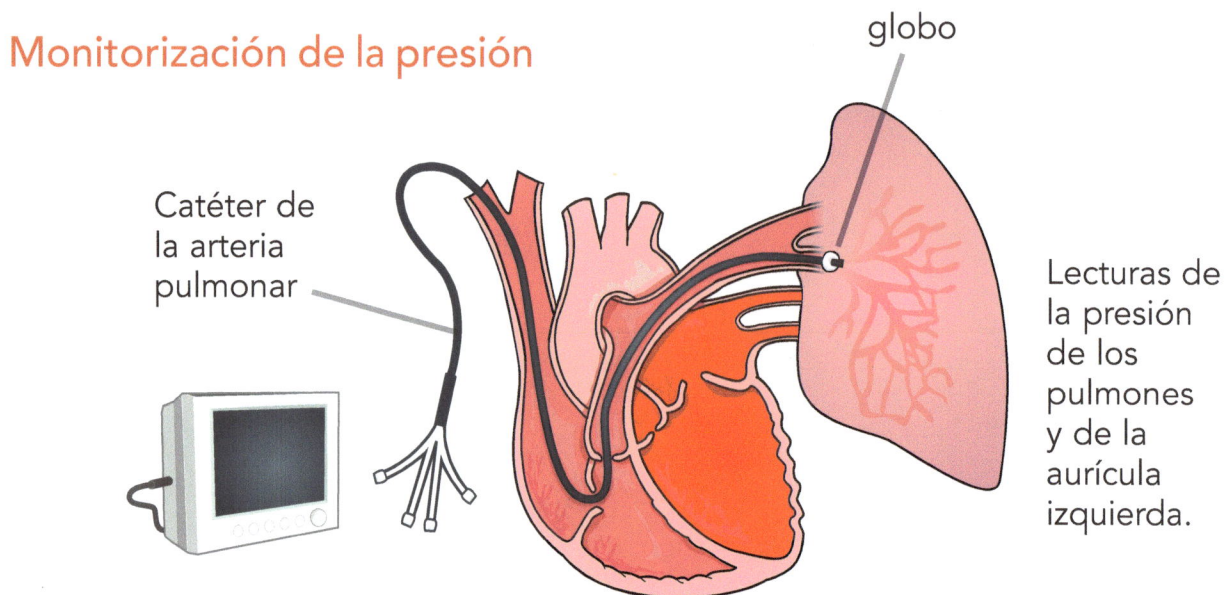

Las lecturas de la presión dentro de una arteria pulmonar pueden ayudar a dirigir el tratamiento de la insuficiencia cardíaca aguda. Un catéter pequeño con un globo en el extremo se puede guiar a través de una vena en la parte superior del cuerpo pasando por el lado derecho del corazón y hasta una pequeña rama de la arteria pulmonar. Un monitor que se coloca en la mesa de noche está conectado al catéter para lecturas continuas de la presión sanguínea en el lado derecho del corazón. La enfermera puede inflar el globo cerca del extremo del catéter por unos pocos segundos cada pocas horas para examinar la presión en el pulmón y la cámara superior del corazón izquierdo (la aurícula izquierda). Esta lectura de la "presión de cuña" (gasto cardíaco) sirve de guía para determinar qué drogas y dosis son necesarias para ayudarle al lado izquierdo del corazón a funcionar mejor. Este catéter temporal de la arteria pulmonar se retira una vez que ya no se necesitan las presiones de llenado del lado izquierdo del corazón.

CardioMEMS

La acumulación de líquido que muestra un rápido aumento de peso (y otros síntomas de advertencia) sirve de guía para el tratamiento de la insuficiencia cardíaca en el hogar en la mayoría de los pacientes. Algunos pacientes también necesitan lecturas de la presión de la arteria pulmonar en el hogar. El CardioMEMS™ de St. Jude es un sensor permanente de la presión que puede ser colocado por medio de un catéter en el interior de una rama de la arteria pulmonar. El sensor de presión se lleva hasta el interior de la pared de la arteria y luego se retira el catéter. El dispositivo cuenta con una unidad electrónica que el paciente usa a diario para enviar lecturas a su equipo de atención médica. Debido a que los cambios en la presión cardíaca a menudo se presentan **antes** de los síntomas de insuficiencia cardíaca grave, los cambios tempranos en las drogas pueden evitar el viaje a una sala de emergencia o una hospitalización.

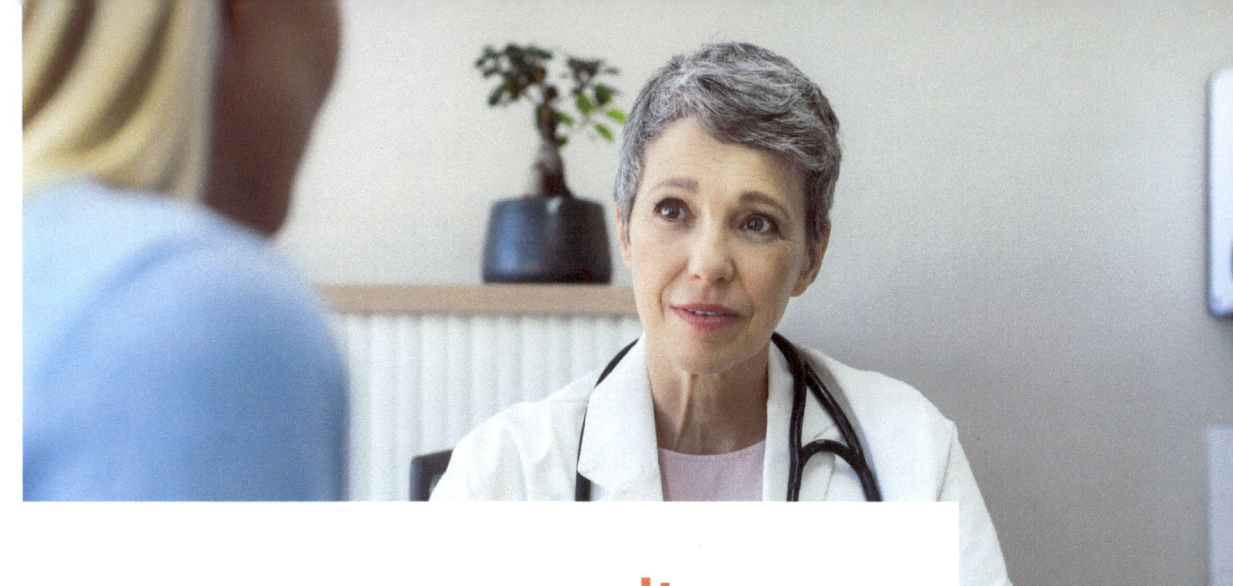

Algunas veces se necesitan otros procedimientos para tratar la insuficiencia cardíaca

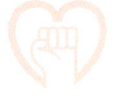

Su médico le hará saber si la insuficiencia cardíaca que usted padece puede ser mejorada con un dispositivo cardíaco eléctrico que puede incluir:

> un marcapasos biventricular para corregir una demora eléctrica

y/o

> un desfibrilador cardioversor implantable (DCI) para ayudar a detener ritmos cardíacos que puedan poner en riesgo la vida

Por lo general, los pacientes que padecen de insuficiencia cardíaca necesitan un dispositivo que haga el trabajo de ambos, el marcapasos y el desfibrilador.

Macapasos (biventricular o TRC*)

Algunos pacientes que padecen de insuficiencia cardíaca presentan una demora eléctrica en las contracciones de su músculo cardíaco. Esta demora puede significar que las cámaras del corazón no bombean cuando tienen que hacerlo. Si usted presenta esta demora, un marcapasos biventricular puede corregirla, de manera que las cámaras puedan latir en la secuencia normal. Esto puede mejorar sus síntomas de insuficiencia cardíaca y darle a usted más energía.

* La estimulación cardíaca con marcapasos biventricular se conoce también como terapia de resincronización cardíaca (TRC).

Desfibrilador cardioversor implantable (DCI)

Se usa un desfibrilador cardioversor implantable (DCI) para detener ritmos cardíacos irregulares que pueden poner en riesgo la vida. Este dispositivo puede detectar cuando se presentan estos ritmos. En segundos puede enviar una descarga eléctrica para tratar de detener el ritmo cardíaco irregular.

Los estudios más recientes han mostrado que un DCI puede ayudar a alguien con insuficiencia cardíaca que esté en riesgo de sufrir un ritmo cardíaco que ponga en peligro su vida. La mayoría de los DCIs también pueden regular los latidos del corazón para ayudar a normalizar el ritmo cardíaco.

Se recomienda tener unas cuantas precauciones si usted tiene un dispositivo cardíaco. **Se deben evitar campos electromagnéticos fuertes (como en el caso de una imagen por resonancia magnética [MRI]), especialmente si usted tiene un DCI.** Consulte a su equipo de atención médica. Hay más información disponible en la página de Internet del fabricante del dispositivo y en el folleto de Pritchett & Hull, **Usted tiene un marcapasos y/o un DCI** (en inglés, *You Have a Pacemaker and/or ICD*).

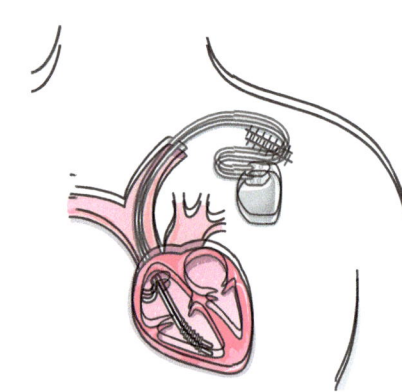

Todos los dispositivos cardíacos requieren seguimientos habituales. A menudo la tecnología inalámbrica y/o las conexiones telefónicas le permiten a usted enviar las lecturas del dispositivo desde su casa a un servidor de Internet seguro para que su médico o clínica las revise. Se notifica a su médico de inmediato sobre algún cambio importante. Algunas veces se envían también las lecturas sobre el peso y la presión arterial por medio del sistema de monitorización en el hogar. Su proveedor de atención médica puede observar los cambios al hacer la lectura de la información enviada y es posible que haga ajustes en sus medicamentos antes de que usted tenga síntomas más graves o necesite ser hospitalizado.

Injerto de derivación de la arteria coronaria (IDAC)

Algunas veces la cirugía de revascularización cardíaca puede ayudar para que fluya la sangre hacia el corazón cuando un bloqueo de la arteria coronaria está a punto de causar un daño grave al corazón. Aunque el aumento del flujo de sangre no ayuda en áreas donde ya hay daños anteriores (cicatrices), la cirugía de revascularización puede ayudar a limitar nuevos daños.

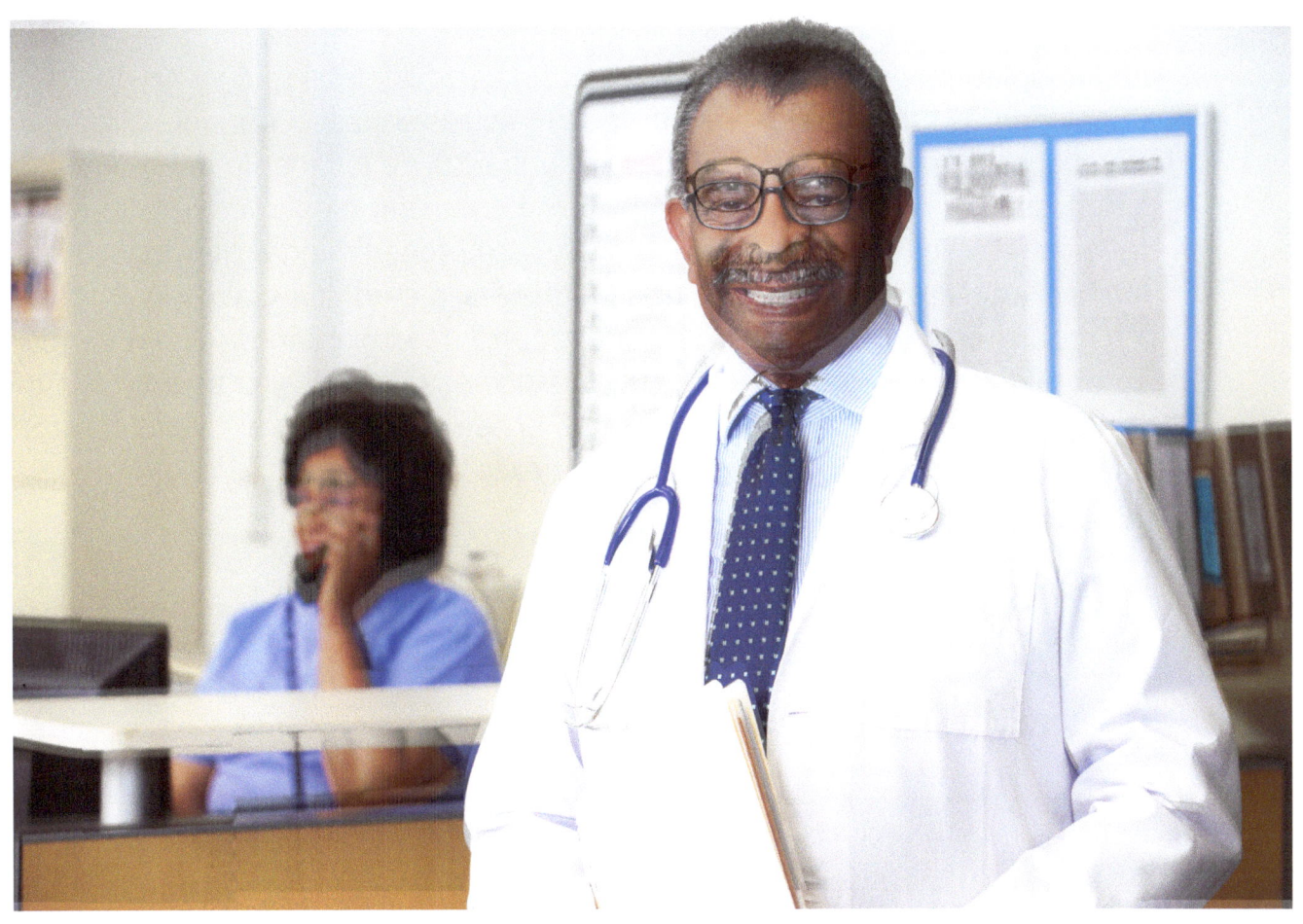

Dispositivo de asistencia ventricular (DAV)

Un dispositivo de asistencia ventricular (DAV) es una bomba pequeña colocada en el pecho para incrementar el flujo de sangre desde una cámara inferior del corazón a una arteria principal del cuerpo. Los DAVs pueden ayudar a algunos pacientes que padecen de una insuficiencia cardíaca aguda a salir del hospital y vivir en su casa con el apoyo de la familia. Muchos pacientes que tienen un DAV a menudo tienen más energía, ingieren menos medicamentos y disfrutan de una calidad de vida mejor. Se puede implantar un DAV para asistir al paciente de insuficiencia cardíaca a largo plazo, lo que se conoce como "terapia de destino", o como un puente al trasplante (BTT, por sus siglas en inglés).

trasplante de corazón

Los trasplantes de corazón reemplazan un corazón débil que ya no puede abastecer las necesidades del cuerpo. El estrés causado por esta cirugía de trasplante del corazón y los efectos secundarios de los medicamentos que se necesitan para combatir el rechazo exigen un serio esfuerzo en ciertas funciones del cuerpo. Por consiguiente, este procedimiento quirúrgico se limita a aquellas personas con una insuficiencia cardíaca grave y que reúnen los requisitos para el trasplante y que, aparte de eso, cuentan con órganos corporales saludables. Se necesitan medicinas costosas y citas médicas de seguimiento de por vida para evitar que el cuerpo rechace el nuevo corazón. La necesidad de trasplantes de corazón excede por mucho al número de órganos de los donantes.

En algunos casos, se puede usar un dispositivo de asistencia ventricular (DAV) como soporte temporal para aquellas personas que no están lo suficientemente bien para esperar el corazón de un donante. En estos casos se usa el DAV como un "puente" al trasplante.

Cuidados paliativos

Los cuidados paliativos son provechosos para quienes están gravemente enfermos con insuficiencia cardíaca grave.

Controlar los síntomas y el estrés de una enfermedad grave puede ser difícil. Si su médico sugiere **cuidados paliativos**, usted puede obtener ayuda extra para:

- controlar los síntomas (ansiedad, estreñimiento, diarrea o náusea; dificultades para respirar, dormir o comer)

- Tomar decisiones difíciles relacionadas con la salud y encontrar recursos en la comunidad que puedan ayudarle a usted en su hogar

El equipo de cuidados paliativos a menudo está compuesto por un médico, una enfermera, una trabajadora social y/o un capellán. Todos ellos pueden consultar al médico principal responsable de tratar su insuficiencia cardíaca, según sea necesario.

Causas de la insuficiencia cardíaca

Si se conoce la causa de la insuficiencia cardíaca, por lo general se puede dar tratamiento a este problema del corazón. Esto ofrece los mejores resultados a largo plazo. La insuficiencia cardíaca puede ser temporal si se puede invertir la causa. Tener diabetes con o sin cardiopatía (enfermedad del corazón) o hipertensión aumenta el riesgo de insuficiencia cardíaca, especialmente entre las mujeres.

Si su proveedor de atención médica le ha hablado de alguna de las siguientes como la posible causa de su insuficiencia cardíaca, puede ser que usted desee consultar esa página.

Causa

- cardiopatía coronaria 45
- hipertensión 46
- cardiomiopatía 47
- válvulas del corazón anormales 48
- enfermedad pulmonar aguda 48
- anemia aguda 49
- tiroides hiperactiva 49
- ritmo cardíaco anormal 49
- uso excesivo del alcohol y abuso de sustancias 49

 **Nota:** La insuficiencia cardíaca también puede presentarse en adultos que nacieron con un defecto cardíaco, incluso algunos de los que se sometieron a una reparación quirúrgica.

Cardiopatía coronaria*

La cardiopatía coronaria (CHD, por sus siglas en inglés) es una acumulación de colesterol y depósitos de grasa en las arterias que suministran sangre y oxígeno al músculo cardíaco. En la medida en que estas arterias se obstruyen, menos sangre le llega al músculo cardíaco.

Los infartos (ataques al corazón) causan daños en el músculo cardíaco. Cuando se dañan áreas grandes del corazón, el músculo cardíaco restante "en buen estado" tiene que esforzarse más para bombear la sangre al resto del cuerpo. Con el tiempo las cámaras del corazón se estiran (se dilatan) y el músculo cardíaco se agranda (hipertrofia). A esto se le denomina "remodelación cardíaca", lo cual puede resultar en insuficiencia cardíaca. Los investigadores continúan encontrando maneras de disminuir o prevenir esto.

Maneras de prevenir la cardiopatía coronaria:

- No fume
- Controle los niveles de colesterol en la sangre
- Controle la presión arterial
- Mantenga un peso saludable
- Haga ejercicio habitualmente
- Controle el azúcar de la sangre (en caso de diabetes)
- Reduzca los niveles de estrés
- Siga un régimen alimenticio saludable
- Duerma lo suficiente

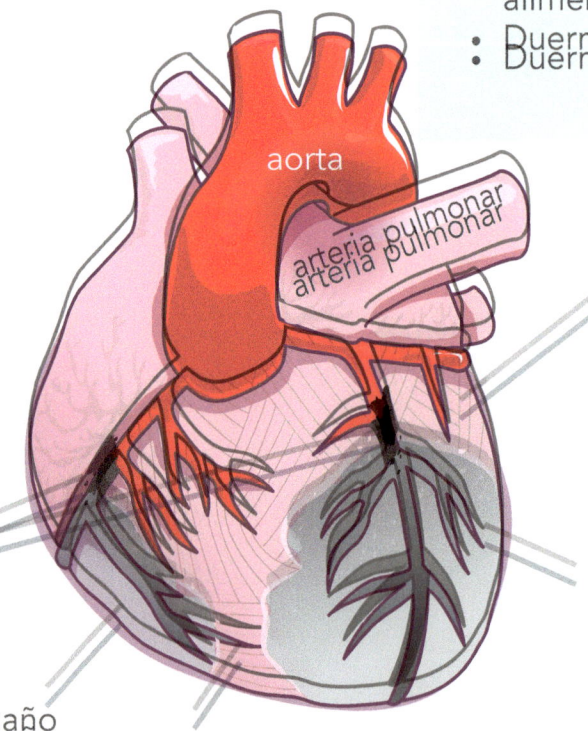

- aorta
- arteria pulmonar
- músculo cardíaco en buen estado
- las áreas extensas que han sufrido daños (infarto) no ayudan a bombear
- el músculo restante en buen estado trata de hacer todo el trabajo de bombeo
- daño
- la obstrucción causa daños al corazón

* también conocida como arteriopatía coronaria (CAD, por sus siglas en inglés) o cardiopatía isquémica

45

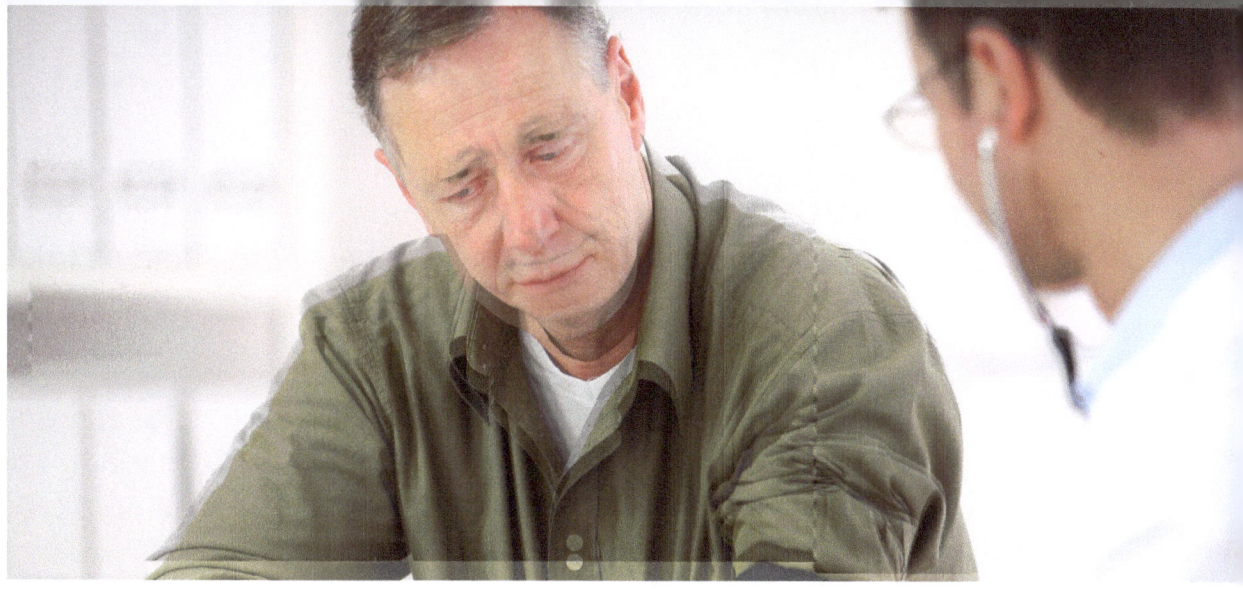

hipertensión

La cámara inferior izquierda (ventrículo) del corazón bombea la sangre a las arterias que la transportan a todas partes del cuerpo. Si la presión en las arterias es normal, se estiran con facilidad y no hay esfuerzo adicional en la cámara izquierda del corazón. Si la presión en las arterias es alta, el lado izquierdo del corazón tiene que bombear más fuerte para hacer que la sangre salga de la cámara y circule. Si la presión arterial se mantiene alta por un largo periodo de tiempo, el músculo cardiaco puede debilitarse y presentar una insuficiencia cardiaca.

Su equipo de atención médica le ayudará a seguir las directrices más recientes sobre la hipertensión. Le indicarán cuál es su objetivo de presión arterial. Escriba los números aquí:

Número superior _____ Número inferior _____

Siga las instrucciones para mantener su presión arterial dentro de los objetivos recomendados. Esto puede incluir adelgazar y seguir un régimen alimenticio bajo en grasas saturadas, colesterol y sodio y alto en alimentos ricos en potasio (dieta DASH**). Se aconseja el ejercicio frecuente. Puede ser que se limite el consumo de bebidas alcohólicas o no sea permitido. Un buen control de la presión arterial limita los síntomas de insuficiencia cardiaca. Adquiera la costumbre de revisar su Presión Arterial en casa y en el consultorio de su médico. Más de 100 millones de estadounidenses (46%) padecen de hipertensión de acuerdo con las Directrices de Hipertensión de 2018.* Controlar la hipertensión es la manera número uno de prevenir una nueva insuficiencia cardiaca.

*Whelton PK, et al. Guideline for the Prevention, Detection, Evaluation, and Management of High Blood Pressure in Adults: Hypertension. 2018

** DASH (por sus siglas en inglés. En español: Enfoques Dietéticos para Detener la Hipertensión)

Cardiomiopatía

La **cardiomiopatía** es un término general para una enfermedad del músculo cardíaco. Puede ser que se le diga a usted que su problema es **idiopático** (la causa no se conoce), o su médico puede decirle que tiene: **cardiomiopatía dilatada, restrictiva o hipertrófica.**

La **cardiomiopatía dilatada** es la más común, y se refiere al estiramiento o agrandamiento del corazón. Un corazón estirado no bombea tan bien como debería hacerlo. Es como una banda elástica que ha perdido la habilidad de estirarse y contraerse.

Los virus, los efectos del alcohol u otros agentes tóxicos* o, a veces, el embarazo pueden causarla. Los estudios muestran que algunos tipos de cardiomiopatía dilatada tienden a ser hereditarios. Las pruebas genéticas son cada vez más comunes para saber quién está en riesgo. Si el corazón se ve sometido a un esfuerzo, en la mayoría de los casos aparece agrandado en las radiografías del tórax.

Algunas cosas también pueden afectar el músculo cardíaco (por ejemplo: el hierro, la amiloide [una proteína del cuerpo] o un tumor).

Con frecuencia la **cardiomiopatía restrictiva y la cardiomiopatía hipertrófica** comienzan cuando el corazón tiene dificultad para llenarse. Puede ser que una radiografía del tórax no muestre el problema. Otras pruebas pueden ser necesarias para determinar lo que está pasando en el corazón y cuál es la mejor manera de darle tratamiento. Se están introduciendo nuevas drogas para tratar esta afección.

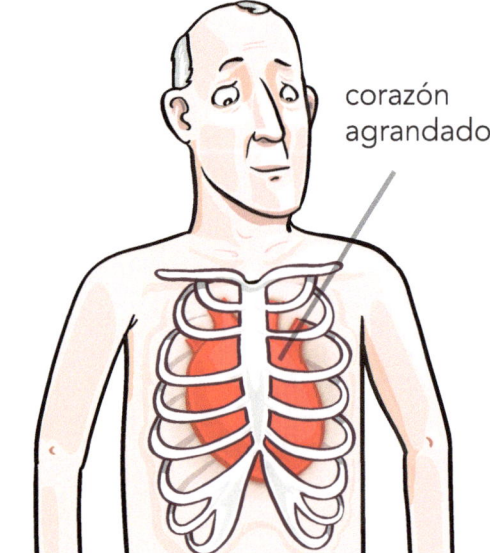

corazón agrandado

Amiloidosis Cardíaca (también ATTR-CM o Cardiomiopatía Amiloide por Transtiretina)

La ATTR-CM es una forma rara y no fácilmente reconocible de amiloidosis. La amiloide es un tipo de proteína en el cuerpo. En la amiloidosis, las proteínas se acumulan y quedan atrapadas en los tejidos o nervios. La proteína amiloide endurece el corazón y puede causar problemas con el ritmo cardíaco o que el corazón no pueda bombear normalmente. Esto puede provocar la insuficiencia cardíaca. La amiloidosis puede transmitirse en las familias (genética) o puede ocurrir debido al envejecimiento u otras causas.

* Los ejemplos de los agentes tóxicos incluyen las drogas ilícitas como la cocaína y la metanfetamina, como también algunas drogas para el cáncer como la antraciclina (Adriamicina®) o la ciclofosfamida (Citoxan) y la Herceptina® (un anticuerpo para el cáncer de los senos.

La ATTR-CM tiende a afectar a personas entre los 50 y los 80 años de edad y afecta más a hombres que a mujeres. El tipo hereditario más común se encuentra más entre los afroamericanos que en otras poblaciones. A medida que se prueban nuevos medicamentos, hay esperanza para quienes padecen esta afección. El tratamiento principal es librar al cuerpo del exceso de líquido con diuréticos y un régimen alimenticio con bajo contenido de sodio. Los medicamentos incluyen tafamidis (Vyndaqel® y Vindamax® y patisiran (Ontopattro®).

válvulas del corazón anormales

Las válvulas anormales del corazón son las que no se abren ni se cierran por completo con cada latido. El problema puede estar presente en el momento de nacer (congénito) o puede deberse a otras causas como una infección con fiebre reumática.

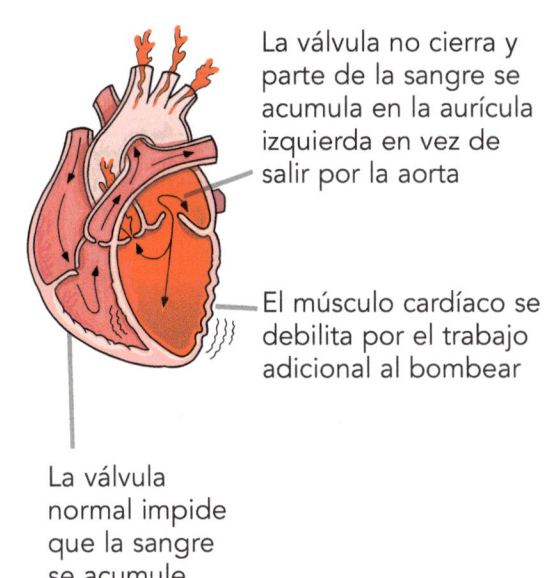

La válvula no cierra y parte de la sangre se acumula en la aurícula izquierda en vez de salir por la aorta

El músculo cardíaco se debilita por el trabajo adicional al bombear

La válvula normal impide que la sangre se acumule

Las válvulas normales del corazón actúan como puertas. Se abren y se cierran en el momento oportuno para mover la sangre hacia adelante e impedir que se devuelva a las cámaras del corazón. Si una válvula no se abre ni se cierra como debería, el músculo cardíaco tiene que esforzarse más para bombear. Si la carga de trabajo se vuelve demasiado grande, el resultado es una insuficiencia cardíaca. Algunas veces puede ser necesaria una cirugía para reparar o reemplazar una válvula del corazón. Otras veces se practica un procedimiento de catéter para ayudar a abrir una válvula apretada (TAVI® o TAVR®).

enfermedades graves de los pulmones

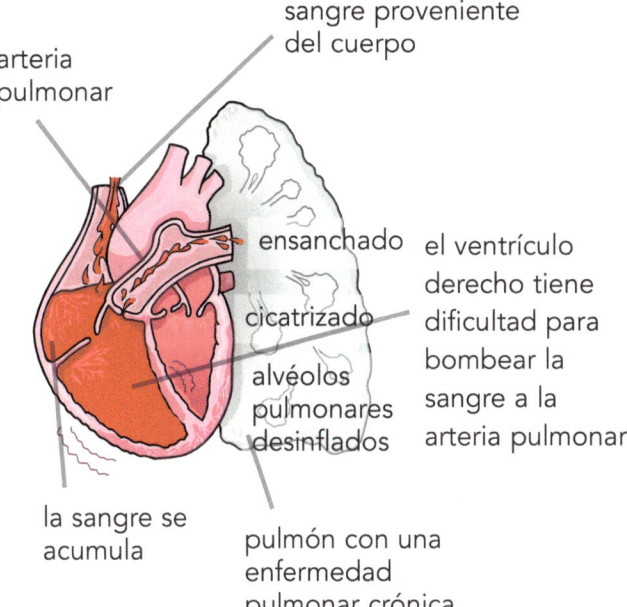

arteria pulmonar

sangre proveniente del cuerpo

ensanchado

cicatrizado

alvéolos pulmonares desinflados

la sangre se acumula

el ventrículo derecho tiene dificultad para bombear la sangre a la arteria pulmonar

pulmón con una enfermedad pulmonar crónica

Las enfermedades graves de los pulmones aumentan la carga de trabajo del corazón. Si usted padece de una enfermedad crónica de los pulmones, es muy importante recibir tratamiento para esta afección. A medida que mejora su respiración, es más fácil para el corazón bombear la sangre a los pulmones y al cuerpo.

anemia grave

La **anemia grave** se refiere a no disponer de suficientes glóbulos rojos para transportar el oxígeno. El corazón trata de mover el número reducido de glóbulos rojos a un ritmo más rápido y, por lo tanto, puede llegar a cansarse mucho por el esfuerzo. Tomar tabletas de hierro (o medicamentos de hierro por vía intravenosa en algunos casos) le ayuda al cuerpo a producir más glóbulos rojos, lo que le permite al corazón disminuir el ritmo y mejorar el bombeo. Se está usando la carboximaltosa férrica para la insuficiencia cardíaca y la anemia.

Anemia

muy pocos glóbulos rojos

vaso sanguíneo

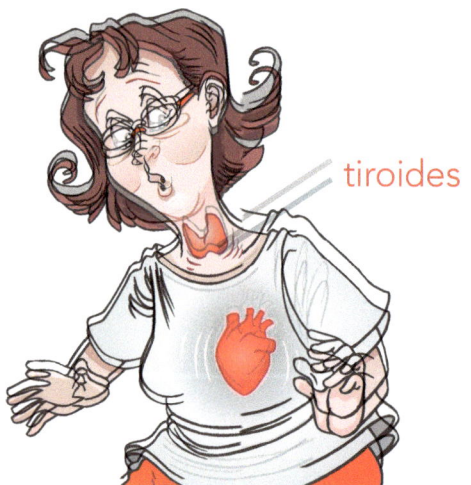

tiroides hiperactiva

tiroides

Una glándula **tiroides hiperactiva** hace que el cuerpo trabaje a un ritmo más rápido. Con el tiempo, el corazón puede tener dificultad para tratar de mantener el ritmo. Una vez que la hormona de la tiroides baja a los niveles normales, es probable que el corazón bombee a la velocidad normal.

ritmo cardíaco anormal

El **ritmo cardíaco anormal** (arritmia) se refiere al corazón que late ya sea demasiado rápido o demasiado lento o en un patrón irregular. En cualquier caso es posible que el corazón no pueda bombear suficiente sangre a todo el cuerpo. Eventualmente puede presentarse un esfuerzo adicional para el corazón o la insuficiencia cardíaca.

abuso de alcohol y sustancias

El **uso excesivo de alcohol y/o el abuso de sustancias** puede debilitar la acción de bombeo del corazón. Si usted deja de consumir bebidas alcohólicas lo suficientemente temprano, el corazón puede recuperar su potencia normal. Los médicos a menudo sugieren que los pacientes con insuficiencia cardíaca reduzcan o dejen el consumo de alcohol por completo y busquen ayuda para el abuso de drogas.

www.ingramcontent.com/pod-product-compliance
Lightning Source LLC
Chambersburg PA
CBHW051925210526
45473CB00006B/2143